医务工作者职业倦怠解析
管理者的思考与破局良策

主编 吴小明 等

天津出版传媒集团

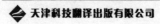

天津科技翻译出版有限公司

图书在版编目(CIP)数据

医务工作者职业倦怠解析:管理者的思考与破局良策 / 吴小明等主编. — 天津:天津科技翻译出版有限公司,2015.9

ISBN 978-7-5433-3546-2

Ⅰ.①医… Ⅱ.①吴… Ⅲ.①医药卫生人员-医学心理学 Ⅳ.①R192.3

中国版本图书馆 CIP 数据核字(2015)第 212647 号

出　　版:天津科技翻译出版有限公司
出 版 人:刘 庆
地　　址:天津市南开区白堤路 244 号
邮政编码:300192
电　　话:022-87894896
传　　真:022-87895650
网　　址:www.tsttpc.com
印　　刷:天津泰宇印务有限公司
发　　行:全国新华书店
版本记录:700×960　16 开本　12.25 印张　250 千字
　　　　　2015 年 9 月第 1 版　2015 年 9 月第 1 次印刷
　　　　　定价:35.00 元

(如发现印装问题,可与出版社调换)

编者名单

主　　编：吴小明(天津市胸科医院)　　刘　刚(北京军区总医院)
　　　　　贾卓敏(北京军区总医院)　　艾　星(北京军区总医院)

名誉主编：郭志刚(天津市胸科医院)　　张燕杰(天津市胸科医院)

副　主　编：郝雪梅(北京军区总医院)　　许秀萍(北京军区总医院)
　　　　　李利彪(内蒙古医科大学附属医院)
　　　　　马　玲(长江大学附属第一医院)
　　　　　刘　超(天津市胸科医院)　　许壮莹(天津市第一中心医院)
　　　　　吴　华(天津市人民医院)　　陈　健(天津市人民医院)
　　　　　蔡　晗(天津市胸科医院)　　曲　晶(天津市胸科医院)

执行副主编：刘　超(天津市胸科医院)

编 委 会：
　　　　　吴小明(天津市胸科医院)　　刘　刚(北京军区总医院)
　　　　　贾卓敏(北京军区总医院)　　艾　星(北京军区总医院)
　　　　　郭志刚(天津市胸科医院)　　张燕杰(天津市胸科医院)
　　　　　郝雪梅(北京军区总医院)　　许秀萍(北京军区总医院)
　　　　　李利彪(内蒙古医科大学附属医院)
　　　　　马　玲(长江大学附属第一医院)
　　　　　刘　超(天津市胸科医院)　　许壮莹(天津市第一中心医院)
　　　　　吴　华(天津市人民医院)　　陈　健(天津市人民医院)
　　　　　蔡　晗(天津市胸科医院)　　曲　晶(天津市胸科医院)
　　　　　宋和增(天津市胸科医院)

编委会秘书：蔡　晗(天津市胸科医院)　　曲　晶(天津市胸科医院)

前　言

实现中国梦,构建社会主义和谐社会是我们全体人民的共同目标。随着体制改革逐步进入深水区,一些深层次的矛盾渐渐浮出水面,特别是关系广大人民健康的医疗卫生制度改革,到现在为止仍然面临着许多问题。资源分配不均,初级医疗服务滞后,药费居高不下,看病难、看病贵等问题,特别是日渐突出的医患矛盾、暴力伤医事件时有发生,已经成为严重的社会问题。

医务人员作为救死扶伤的特殊群体,医务人员心理和谐的程度严重影响着医疗救助活动的正常实施,而且与病患的关系密切,其作用是无法被替代的。因此,对医生职业现状的研究越来越引起全社会的广泛关注。医生是高风险行业之一。作为救死扶伤的一线工作者,医生每天要面对千变万化错综复杂的病情、形形色色的患者及家属,其承受压力之大可想而知,他们已成为职业倦怠的易感人群。职业倦怠作为重要的职业健康问题之一,可以被定义为:在以人为服务对象的职业领域中,服务者的一种情感衰竭、消极怠慢和个人成就感降低的心理学症状。随着社会的进步和人民生活水平的不断提高,人们对医疗服务的要求也不断提高。医务工作者不仅承受着繁重的工作负荷,更有"健康所系,性命相托"的重大职责感。医疗工作中风险大,医患矛盾突出,突发事件较常见,而且工作节奏不易把握,从而导致医生所担负的生理和心理两方面的压力越来越大,工作应急与工作紧张程度前所未有的提高。医生的高付出、高风险、低回报、低收入已使广大医务人员发生了严重心理失衡,甚至影响了健康和工作效率。职业倦怠的发生率呈逐年提高的态势,医生的职业倦怠反过来也影响着医患关系的发展,加剧医患矛盾的产生。从而使医患关系与医生的职业倦怠陷入恶性循环。

总体来讲，目前国内关于医务人员职业倦怠的相关研究专著还比较少。因此，基于上述情况，本书参考了大量国内外文献和最新研究成果，从医务工作者职业倦怠的成因、现状、评估、对策等多方面，进行了深入浅出的探讨。同时结合我国现阶段医疗实际环境，针对护理人员、女性医务人员以及社区医生等特定医务人员群体，进行了具体的分析总结，力图起到抛砖引玉的作用。我们希望能引起全社会对于医务人员职业现状的高度重视，为更好地实现卫生医疗体制改革，促进社会和谐进步，实现中国梦贡献力量。

编者

2015 年 5 月

目 录

第一章 医生职业紧张状况 调查及其量表的评价

随着社会的进步和人民生活水平的不断提高,人们对医疗服务的要求也不断提高,医务工作者不仅承受着繁重的工作负荷,更有"健康所系,性命相托"的重大职责感,工作中风险大,医患矛盾突出,突发事件较常见,工作节奏不易把握,从而导致所担负的生理和心理两方面的压力越来越大,职业紧张已成为一个社会问题,日趋明显地摆在医务工作者面前。因此,对职业紧张因素进行科学的识别和控制、对职业紧张测量工具进行科学的评价已愈加显得重要和迫切。国外于 20 世纪 60 年代开始了职业紧张因素对人体生理、心理和行为功能影响的研究,只是在近二十年才有明显的进展,在劳动心理学领域中研制出日趋完善的测量工具,而我国对职业紧张的研究起步较晚,尤其是对医护人员的研究较少。

通常测量职业紧张因素的最重要和最常用的方法是问卷调查法,通过这种方法已获得了大量重要的发现,但是同时也存在着一些问题。例如,很多职业紧张问卷在测量项目的语言文字描述上存在着混淆;很多评价量表在编制者初次使用后便无人再使用过,缺乏评价与比较;题目过多过长,答题的依从性不好;对象多集中于办公室人员,对于医生这一职业人群尚缺乏较系统的研究……很明显,当前在我国迫切需要筛选出一套有可接受的效度和信度、可应用于医生这一特定人群的职业紧张测试工具,以满足目前不断增长的职业紧张研究的需要。

本研究旨在对医生职业紧张量表的效度和信度进行评价,从而筛选出适用于我国医生的职业紧张专用测量工具或制订评价工具的依据。同时用该量表调查医生的职业紧张状况,分析引起医生职业紧张的原因并研究对策,以减轻医生的职业紧张程度,改善其健康状况,提高其工作效率。

一、有关医生职业紧张量表的评价

近年来，随着人们对职业紧张的认识，尤其是与工作有关的社会心理因素和健康关系的认识的深化，对职业紧张因素进行科学的识别、评价和控制愈显重要和迫切。

在对医生的职业紧张研究方面国内目前还是基本采用 OSI-R 的方法，并且研究尚少，国外已对此做了很多有益的尝试且取得了一定的成绩。国外 Karen Belkic 医生主编了一套新的应用于医生的职业紧张量表，但国内外社会制度不同，国情不同，文化背景不同，医生的社会地位也存在着差异，因此其是否适用于我国尚待研究证实。我们希望通过其在中国的应用、评价、对比、完善，尽快找到适合我国国情的医生职业紧张专用量表，能够客观、公正地评价医生的职业紧张程度，给政府相关部门提供科学决策的依据，为我国的医学事业发展做出贡献。

1.引进、制订、评价量表的过程

研究职业紧张量表，对其效度、信度的评价是必不可少的，但是，对于量表评价的具体过程与要求尚无规范和得到专家一致认可的准则。得到较多学者认可的方法是对量表进行效度、信度和反应度的评价。一般来讲，在我国使用的职业紧张量表多是引用国外有代表性的量表。援引国外量表，进行编译、修订和评价的过程可包括以下步骤：

第一步，了解、审定西方量表的发展、评价和使用情况。选择西方国家中质量高的量表，若将质量差的量表翻译引进到中国，只会增强其不适用性。量表必须基于可靠的科学理论，要选择文化偏性小的量表，并考虑量表编制过程中原始条目是否全面；确定条目时选择的方法是否适当；对量表效度、信度是否进行了分析；作为何种量表进行应用；并且要考虑引进后的应用前景等。

第二步，量表的翻译和回译。首先由至少两名翻译者将外国语言的量表翻译成汉语，这既要求翻译者熟悉原量表语言及其文化背景，又要求汉语功底好，能够准确地用通俗的词语表达原量表想要表达的意思。而回译就是请语言功底好、对原量表不知情的人将翻译成中文的量表再翻译回去。回译是检查等价性的重要程序，往往需要多次反复才能保证等价性。

第三步，对量表进行初试和必要的修订。初试过程中，找出不适合中国人群的地方，以及哪些条目含义不清楚、不明确、太复杂或不具反应能力，在正式研究之前对这些不理想的条目进行必要的修订，并初步探讨量表在中国的稳定性和有效性。

第四步,进行正式研究以评价量表的应用价值。通常通过对量表效度和信度的评价来判别量表的有效性、正确性、可靠性、稳定性以及可行性。

第五步,根据研究结果对量表进行修订,寻找适合中国人群的量表。

一般来说,中西方文化的差异可能造成对问题的理解力不同,并且,东方传统与西方的开放形成鲜明的对比,可能东方人对于一些在西方并不回避的问题有所顾忌,因此,量表引进时要充分考虑到这一点,对量表含糊不清或敏感性问题,提高提问技巧,予以修订,使其适合中国人群。

职业紧张量表(OSI)由国际职业紧张研究的权威、英国曼彻斯特大学的Cooper 教授等于 1988 年研制,目前已有多种语言译本,在 20 多个国家使用。该调查表由 6 个部分、127 个项目组成,包括工作满意感、健康状况、行为类型、周围事件的解释、工作压力来源和紧张应付方式等。该量表涉及内容全面,适用于各类人群,但对一些特殊职业的人群,如医生、警察等,缺乏特异性。本次研究所用的原量表是由 Karne Belkic 研制的专门针对医生职业紧张的量表,经初步使用、评价后,我们有针对性地修改、完善而制订了医生职业紧张量表 OSS-CD。该量表是一种专门用于评价医生的工作环境对医生职业紧张影响程度的特异性评定量表,针对性强,题量适中,比较适合于工作紧张繁忙的医生作答。内容上该量表分为 7 个部分共 66 道题,包括工作任务、工作时间、工作约束、工作收入与社会期望、工作有害暴露、人际关系和工作变动等 7 个维度。

2.医生职业紧张量表效度的评价

量表的效度是指量表的有效性和正确性,亦即准确度。意指能够测出其所要测定的特质或功能,以及测定的程度,如本量表是否测量了职业紧张,其程度怎样。我们从内容效度、结构效度和准则相关效度 3 个方面进行了评价。

内容效度指量表所包含的内容是否能反映医生的职业紧张状况;结构效度指量表研制所依据理论的程度,量表的项目设置是否符合设计时的构想;准则相关效度,指一个量表对处于特定环境的个体行为进行有效性的预测。

从量表的内容效度来讲,医生职业紧张量表包括 7 个部分,每 1 个部分又包括若干条目,内容上覆盖了医生工作环境特殊性的各种情况,所测问题均针对医生,不存在与医生工作环境无关的问题,包含内容较为全面。在调查表的翻译过程中,由多名未接触过译文的人员进行翻译,结果无影响理念的分歧,而且特别考虑了中西方文化差异的问题,对一些敏感或涉及隐私的问题进行了修改或删节。在分析中,各维度间既有相关性,又有独立性,且均与职业紧张总分相关,可以认为医生职业紧张量表具有较好的内容效度。

从量表的结构效度来说,因子分析法的原理假定量表是按照一定的结构设计的,通过因子分析来考察测量结果的结构是否与其相符,从而验证假设是否存在。本次研究,通过因子分析得到了7个维度,其结构与原量表设计时的结构基本一致,可以认为医生职业紧张量表具有较好的结构效度。

从量表的准则相关效度来说,我们选择了将职业紧张调查量表(OSI)的总分与医生职业紧张量表的总分做相关分析,得出 r=0.494,P=0.000。此相关分析结果有统计学意义,该量表具有较好的准则相关效度。

3.量表的信度评价

信度指量表测量结果的可靠性、精确性、稳定性和一致性。关于信度尚无公认的明确定义,一般认为信度是指测量结果反映出偶然误差引起的变异程度,也就是多次重复测量中结果的重现性。信度的大小用信度系数来衡量。我们从重测信度、分半信度、内部一致性信度3个方面进行了评价。

(1)重测信度评价

重测信度指假定工作状况未改变,采用同一量表测量两次,结果之间应该存有一致性。相关分析和 Kappa 值是判断一致性和信度评价的常用的重要指标,Kappa 值愈大,表明一致程度愈好。一般来说,Kappa 值≥0.75,说明已取得相当满意的一致程度,若<0.4,说明一致程度不够理想。

本次调查通过对 10 天前后量表各维度得分和总分的相关分析发现,无论是职业紧张表总分还是各维度得分,两次测定间均具有较高的相关性,计算所得 Kappa 值均>0.4,说明两次调查结果的一致程度尚可。

(2)分半信度评价

分半信度是在一次测量后将条目分为相等的两部分,分别计算两部分的得分并以其相关系数作为信度指标。这实际上考察的是指标的一致性,但因测量同一特征的指标间应关系密切,故具有一致性则说明结果可信。

本次研究中,我们以 OSI 为对照,分别考察了两个量表的分半信度。OSS-CD 的 r=0.494,P=0.000;OSI 的 r=0.485,P=0.000。结果表明医生职业紧张量表的分半信度不比职业紧张量表的差,该量表指标的一致性尚可。

(3)内部一致性信度评价

内部一致性信度是分半信度的推广,它无须将条目分为两个部分,而是从量表的构思层次入手,以内部结构的一致程度对信度做出估计。内部一致性信度主要有 Kuder-Rihcardson 公式和克朗巴赫系数。本次研究采用了克朗巴赫系数(a),此值越高一致性越好。经计算得医生专用紧张量表的 a=0.515,职业紧张量表的 a=0.422,说明医生职业紧张量表的内部一致性信度不比职业紧张量表的差,一致性较好。

4.量表的可行性

医生职业紧张量表作为评价医生职业紧张状况的专用量表,在国际上已经有了尝试性的应用,其应用效果也在讨论之中。该量表条目约 70 余项,其中评价项目 65 项,主观项目 1 项,医生在填写调查表时平均用时约为 12~15 分钟,比最初量表的答题时间少了将近 1/3,医生的配合相对来讲有了较大的提高。本次调查,问卷的回收率达 100%,合格率 97.87%,医生的依从性较好,保证了答题的质量,可以推广使用。

二、医生职业紧张现状

通过对 734 名医生职业紧张状况的调查,我们对各个维度的情况分别进行探讨,以利于了解目前我国医生职业紧张状况,从而有针对性地制订改善计划以供有关部门参考。

1.关于各年龄组医生职业紧张状况调查

本次调查发现,不同年龄组之间的各维度得分及职业紧张总分差别均有统计学意义。

从工作任务维度来看,<25、30~、35~、40~和 55~年龄组得分较高,60~年龄组最低。其原因可能是,25 岁以下的医生一般刚参加工作,可能对医生的工作一时不能适应而产生较强的反应;30~、35~、40~年龄组的医生一方面要担负起工作和家庭的重任,另一方面要积极深造,以便适应现代社会的知识更新快,新科学、新技术涌现迅速的形势,故属于自己的业余时间和文体活动时间减少,职业紧张程度也随之增高。60 岁以上的医生多数已经退休或将近退休,工作量减少,故而产生的紧张程度降低。

从工作时间来看,30 岁以下年龄组得分较高,40~、45~和 50~较低,这与目前医院中较年轻的医生在医院中工作时间相对较长是相一致的,另外,此年龄段正处于"成家立业"时期,工作时间较长而家庭负担较重可能成为产生紧张的原因之一。

从人际关系来看,60~年龄组得分最高,可能与这一人群面临退休的压力有关,也有可能与工作能力下降、娱乐活动减少等有关。而45~、50~和55~年龄组较低,可能与此年龄段经验、阅历越来越丰富、待人处世的能力较强、在事业上处于高峰期等有关。

从职业紧张总分来看,30~、35~、40~年龄组得分较高,45~、50~和55~年龄组较低。这与沈燕红、杨新伟等的研究结果不太一致。沈燕红等研究认为年龄越大,紧张反应水平越高。而杨新伟认为,年龄段不同,职业紧张程度也不同。50岁以上年龄段除人际关系紧张,反应水平均显著高于30岁以下年龄段。有关年龄与职业紧张的关系有待进一步研究。

2.关于不同性别的医生职业紧张状况调查

调查显示,不同性别医生的职业紧张总分分级间区别无显著性意义。在工作任务、工作有害暴露和职业紧张总分得分三项中,在性别间差别存在统计学意义,男性医生得分均高于女性医生。在现代社会里男性承受着比女性更大的工作压力,有着更大的心理负担,工作任务越重、工作有害暴露越频繁,职业紧张总分越高。分析其原因可能为:中国的传统习俗认为男性是社会及家庭的支柱,因此给予其的压力大、责任重。这与王仁富等的研究结果一致,而与赵国秋的研究结果不同。赵国秋等发现,男性医生的职业紧张程度低于女医生,女医生的心理紧张反应程度明显高于男医生。这可能与医生在完成诊疗工作的同时可能还要面对一些无礼的辱骂甚至身体伤害的威胁有关,女医生的防御能力比男医生弱,从而造成较大的心理负担。另外,女医生在完成本职工作的同时,还要更多地担负家庭的重任,这也可能导致她们的心理紧张程度更高。

性别与职业紧张的研究结果不一致,一方面可能与样本不同、调查对象背景不同等因素有关;另一方面,也可能与使用量表不同、所评价的方法、维度等不同有关,需更多的研究证实。

3.关于各年龄组不同性别的医生职业紧张状况调查

从各年龄组不同性别医生来看,仅有少数几项差别存在统计学意义,其分别为:30~年龄组医生在工作时间、工作约束、工作有害暴露维度和职业紧张总分男性高于女性;35~年龄组在工作有害暴露维度男性高于女性;40~年龄组在工作任务、工作约束维度男性高于女性,而工作收入与社会期望维度则显示女性高于男性。从社会角色来看,30~、35~和40~年龄组的医生被赋予了更多的工作任务和职责,尤其是男性医生承担了更多的工作压力,在业务上也常常是处于中坚力量,故由此产生了更多的职业紧张;而此年龄组的女性医生往往对家庭、孩子付出较多的精力,在事业发展上多数不如男性医生,当 40 岁左右同龄男性医生相继做出成绩或走上领导岗位后,其付出与回报不平衡所产生的紧张程度可能要高于男性医生。

4.关于不同文化程度职业紧张状况调查

本次调查显示,不同文化程度的医生在工作任务、工作时间、工作约束、工作有害暴露、人际关系和职业紧张总分得分间差别均有统计学意义。从职业紧张总分来看,博士得分最高,其次是硕士、大本,再次是大专,中专最低。

有研究发现,学历越高,紧张反应水平越高;学历越高的人对自己的要求和抱负越高,而且所接受的职业任务也越重,从而感到任务过重和强烈的责任,因而产生的紧张反应也更强。这与我们的研究结果基本一致。

5.关于不同婚姻状况职业紧张状况调查

本次调查中发现,只有工作时间项不同婚姻状况的医生在得分间差别有统计学意义,未婚医生的工作时间压力较大,其次是已婚和离异的医生,丧偶的最小。这可能与未婚医生既需要不断学习、尽快提高技能,又要谈情说爱、经常参加各种娱乐活动等有关。除此以外,其余各项差别均无统计学意义,这一结果表明婚姻状况并不是造成医生职业紧张的主要原因。

6.关于不同医院医生职业紧张状况调查

本次调查结果表明,不同医院的医生,职业紧张各维度和职业紧张总分的差别均有统计学意义,医院不同,职业紧张程度不同。不同医院级别的医生,除工作收入与社会期望、工作变动外,职业紧张各维度和职业紧张总分的差别均有统计学意义,医院级别越高,职业紧张程度越高。这可能与高级别的医院门诊量大、患者多、教学科研任务重、医生之间竞争和晋升的压力较大、工作变动较多等有关。

7.关于不同科室医生职业紧张状况调查

调查结果表明,不同科室的医生,职业紧张各维度和职业紧张总分的差别均有统计学意义,科室不同,职业紧张程度不同。从职业紧张总分来看,烧伤科、外科、内科紧张程度较高,其次是脑系科、急救科室和儿科,检查科室最低。其原因可能为:烧伤科医生的紧张程度较高,从职业暴露来讲,可能与烧伤科医生的工作对象密切相关;烧伤科医生每天面对的是各种各样的烧伤患者,在感观上经常处于被刺激的状态,而且烧伤患者易感染,或合并其他并发症,特别需要医生的仔细、耐心和患者及家属的配合、理解,医生经常处于一种高度紧张状态中。内科和外科的医生紧张程度较高与内科、外科患者门诊量最大是相一致的。

各科室紧张度不同,其原因除与我们研究的几个维度有关外,还有可能与各科室患者严重程度、治疗方法不同等有关。本次研究与国外某些研究结果不太一致。在国外,急救医生的职业紧张程度要明显高于其他各科室医生,这可能与国情不同、急救医生的职责任务不同等有关,也有可能与本次研究中急救医生的样本较小有关,需进一步研究证实。

8.关于不同职称医生职业紧张状况调查

本次调查结果表明,不同职称的医生,在工作任务、工作时间、工作约束和工作有害暴露维度所产生的紧张程度不同,这有可能与医院的现行制度有关。如住院医师、主治医师承担了大量的具体工作,除完成住院病历外需执行高级医师的各项医嘱,而且他们中的一部分人几乎全天被要求留在医院(24 小时住院制),因此工作时间所产生的压力较大;而主任医师由于担负着较重的管理、教学、科研等任务,被要求完成一定的"赢利"任务,其工作任务导致的紧张程度最高。

9.关于医生对自身工作环境、职业卫生状况的主观意见和要求

本次调查中 315 名医生发表了意见、建议或要求,其中大部分意见集中于要求提高薪资福利待遇(66%)和改善工作环境、降低工作压力方面(58%),其次大约 22%的人希望提高行医安全系数,能够受到法律保护,提出能依照国家劳动法规定的时间工作、增加学习和进修时间、减少工作干扰的人约占 18%,2.22%的人提出体制改革的建议,对自身工作环境满意的仅占 0.95%,而对医生行业失去信心、想脱离卫生行业的占 4.75%。从以上数字我们不难看出,医生的风险高、工作环境不良、安全性差而待遇普遍偏低等已引起广大医务工作者主观感觉上明显的不适,他们的安全、健康和职业卫生状况值得社会和有关部门关注。

10.职业紧张对医护人员健康的影响及对策

近年来的研究提示,医护人员的工作属于紧张度较高的职业,有研究认为,不良的作业环境、轮班作业、工作超负荷、角色模糊及角色冲突、工作责任、工作关系、职业经历、组织结构和气氛等为职业紧张的主要来源。职业紧张对健康的影响已为社会所认可。

现代化社会的今天,紧张成为人们生活、工作中不可避免的一个问题。紧张有积极的一面和不利的一面,过度紧张会导致疲乏、焦虑、压抑、工作能力下降,

甚至发生精疲力竭症状等。Beehr 和 Newmna 概括职业紧张所致的主要症状包括心理、生理和行为 3 个方面。心理症状表现在情感和认知能力方面，如工作满意度下降、抑郁、焦虑、退缩等，使他们应对能力下降。职业紧张因素对精神心理卫生的影响，有随年龄和工龄增长而增加的趋势，这可能与对应激的耐受随年龄增长而下降有关。很多研究者认为，应对能力是精神紧张过程中的一个缓冲因素，应对能力强者，精神紧张度弱，精神损害发生率也明显降低。生理症状主要是躯体疾患，包括心血管系统疾病、肌肉骨骼系统疾病、胃肠道和呼吸系统疾病、内分泌系统疾病等。帅平等研究发现，工作中的高付出低回报与多种疾病的发生有关，尤其是 CHD、高血压、抑郁症、酒精依赖等。行为异常表现在个体和组织两个方面，个体方面表现为逃避工作、酗酒、滥用药物、食欲不振、敌对行为；组织方面表现为旷工、缺勤、事故倾向和劳动能力低下等。

另外，很多学者从病理、生理方面做了很多研究，发现职业紧张对人体生理变化有着直接影响，如职业紧张能使唾液或血清中皮质醇浓度升高，可能导致血清催乳素浓度的升高，是男性血糖、血脂升高的重要危险因素，对血清中白细胞介素–6 有一定程度的影响，还可引起淋巴细胞转化率下降，T 细胞和 B 细胞及 T 细胞亚群减少等各种免疫功能变化等。

对于医务工作者来说，职业紧张也是导致疾病和工作能力下降的重要因素之一。精神压力可影响医护人员的精神健康；倒班不仅对医务人员的正常生物节律有所影响，而且可导致睡眠障碍和饮食习惯改变，影响其工作情绪与工作效率。1991 年 Ledson 提出，倒班可加重具有节律性特点的糖尿病和癫痫病患者的病情。因此，患有糖尿病和癫痫病的医务人员应尽量固定班次。由于医生工作具有特殊性，如封闭的环境、长时间、连续的工作，而多种有害因子特别是环境污染的危害因素，使医生成为高危群体。因此，明确危害因素的存在并制订相关有效的防护措施，提高医生的自我保护意识和社会对他们的关注就显得尤为重要。

医生的高付出、高风险、低回报、低收入已使广大医务人员发生严重心理失衡，甚至影响了健康和工作效率，急需政府相关部门制订相关政策来保护我们的医学资源。研究表明，职业紧张的发生及其程度，归纳起来是由个体因素、应对资源和职业因素 3 个方面综合作用的结果，不能单独考虑某一个因素，而且要动态观察、评价。因此，要缓解医生职业紧张程度、制订对策要从三方面着手，如从个体因素考虑，对性格评测量表结果为 A 型性格的人要引导其行为，放慢工作节奏;从应对资源来讲,对医生加强社会支持,提供理性处事训练,增加休闲和自我保健等;从职业因素来讲,改善医生工作环境、合理安排班次、适当减少工作任务等,这些对降低医生的职业紧张程度有重要意义。

　　具体来讲,我们建议尽快改革医疗体制,提高薪资福利待遇,加强医风医德建设,在行业管理上加强法制建设,使广大医务工作者受到法律保护。希望新闻媒体、舆论导向要正向、积极、公正地报道,正确引导医患关系,而非激化医患矛盾;改善医生工作环境,给医生确定合理的工作任务、工作及学习时间,合理安排休假、娱乐等活动以缓解压力等。

(吴小明　吴　华　蔡　晗)

第二章　医生职业耗竭及社会、组织影响因素研究

自 1974 年，美国精神分析学家 Freudenberger 首次将"职业耗竭"的概念应用在心理健康领域以来，国内外的学者们围绕职业耗竭开展了大量的研究。关于概念，大多数研究者认可耗竭是"在以人为服务对象的职业领域中，个体的一种情感衰竭、人格解体和个人成就降低的症状"。医生，由于其工作关系到人的生命，要承担重大的责任和风险、高负荷的工作和过多的情感付出，而成为耗竭研究最早关注也是最密切关注的职业之一。已有研究表明医生群体存在着较高水平的职业耗竭。

市场经济体制下，我国医疗体制改革正在不断尝试和深入。医生的执业环境发生了巨大的改变，工作满意度下降，职业耗竭严重。国内关于医生职业耗竭现状的调查数据较少。李超平等对医护人员的一项调查显示，情感衰竭达 42.1%，人格解体占 22.7%，48.6% 的医护人员没有个人成就感。赵玉芳等将医生的调查结果与国外惯用的评分标准比较，得出"国内医生情感衰竭和人格解体严重"的结论。

本次调查从程度和单维度的检出率全面评估了医生职业耗竭的现状。结果显示，在接受调查的医生中职业耗竭较为严重，轻度以上耗竭达到 77%，即仅有不到 1/4 的医生不存在职业耗竭问题。与已有研究比较，医生耗竭情况较教师、警察群体严重。另外，耗竭严重个体拒绝调查的可能性更大，因此实际耗竭率可能更高。单维度的检出率表明，接受调查的医生中近半数在工作中存在人际关系疏远，对患者消极、冷淡，逃避与工作对象的交往等问题；很大一部分医生对自己的工作绩效难以形成正性评价，缺乏成就感和胜任感；还有部分医生感到生理、情感资源过度消耗，精力殆尽，容易疲劳。

以往人口学差异的比较研究显示：①性别。美国有调查显示女性医生耗竭

的发生率是男性的 1.6 倍,但荷兰的调查表明耗竭不存在性别的差异。杨文等对医生的调查表明,女性情感衰竭重,这与医护人员的调查结果一致。②年龄。有研究显示,年轻医生对患者更冷淡,而年长医生成就感更高。但也有研究发现,不同年龄的医生在职业耗竭的 3 个维度上均无显著差异。③婚姻状况。以往认为未婚者与已婚者相比,更有可能产生职业耗竭。有关医生的研究也表明,未婚医生的人格解体得分高于已婚者。但精神科医护人员中已婚者与未婚者工作应激强度无显著差异。④教育程度方面。国内对医护人员的调查显示低教育水平者具有较高的耗竭,低学历者个人成就感低。

本调查结果在人口学差异的比较上与以往研究结果有所不同:①性别差异上,本调查显示男性医生情感衰竭和人格解体较严重,但成就感高于女性。中国文化对男性的事业成就期望更高, 男性在工作上会投注更多的精力和资源,更易发生情感衰竭和人格解体。投入的多收获自然相对较多,同时由于组织重视、晋升机遇更易取得,因而男医生成就感更高。②调查显示,年轻医生耗竭状况较年长医生严重,尤其是 24 岁以下的医生,表现为高情感衰竭、高人格解体、低成就感。年轻医生由于刚刚参加工作,缺乏临床经验和与患者的沟通经验,而患者往往对其缺乏信任,治疗的依从性不高,加上待遇较低等,使得年轻医生感受到的工作压力较大,容易发生耗竭。③调查显示,未婚医生较已婚者更疏远患者,成就感更低。可能是已婚个体较易得到家庭的支持,可以缓解工作中的压力,减轻耗竭。④在教育程度上,硕士以上学历的医生情感衰竭较大专学历严重,人格解体较大专、本科学历的医生严重,但却未表现出显著的高成就感。本调查在国内经济较发达城市的二级以上医院中进行,被试者教育程度总体偏高。对于高学历的医生,患者、组织甚至本人都对自己有较高的期望和要求,高期望即带来高压力。承受高压的同时,环境中普遍的高学历又使个体得不到期望中的重视、晋升和回报。可能是因为这样,使得高学历的医生不但没有高成就感,反而更易失去工作热情,精力耗尽,疏远患者。

以往的比较研究显示:①医院级别。有研究显示不同级别医院的医生情感衰竭和人格解体维度无显著差异。②科室。国内两项调查均显示精神科医生情感衰竭和人格解体的得分显著高于其他科室。也有发现,内、外科护士职业耗竭重于其他科。③职称。有调查显示中级职称医生情感衰竭最严重。④工作年限。国外有研究显示,工作年限与人格解体成负相关。国内研究发现,低年资的医生成就感最低,而年资在 5~10 年的医师情感衰竭严重,成就感低。

本调查发现:①三级医院的医生人格解体较二级医院严重。情感衰竭和成就感方面两者间无显著差异。在我国,社保审批制度尚未完善,就诊医院由患者自由选择,医疗资源分布不均,集中于大型医院,于是患者往往直接选择高级别医院就诊,这导致大医院医生的工作负荷更大,容易发生耗竭。②科室方面,内外妇儿科医生情感衰竭较重。内外妇儿科作为医院的主要科室,工作量大、任务重,投入多;精神科可能由于承担风险低,封闭式病房使工作节奏更具自主性和控制感,患者较少提出过高期望和要求。因此精神科医生情感衰竭较轻。至于人格解体,各科室间没有显著差异。目前各科医生均面临医患关系紧张、纠纷频繁的执业环境,医患人际疏远普遍存在,也正如本调查所示,人格解体成为医生耗竭中最严重的一个维度。成就感方面,外科由于急性疾病居多,住院周期短,治疗效果显著,因此成就感也较易获得。而精神科医生可能因为社会的歧视、患者合作差,精神疾病复发率高、致残率高,而很难获得成就感。③由于职称和年资的相关性,比较结果相似。高级职称医生、年资超过20年的医生表现低情感衰竭、低人格解体、高成就感。初级职称医生、年资4年以下的医生则表现高情感衰竭、高人格解体、低成就感。传统文化中的论资排辈在医生群体中表现较突出,低职称、低年资的医生工作繁琐、没有决策权、经济收入低、患者不尊重,自然较容易发生耗竭。另外,中级职称和年资5~9年的医生情感衰竭得分最高,原因可能是随着经验的增长,技能的提高,承担的责任、任务加重,而这个年龄段对事业成功的期望也日趋强烈,因此感受到的压力增加。同时这个年龄段在生活中承担的赡养长辈、抚育子女的责任也最重,工作家庭冲突明显,因而职业耗竭情况也随之加重。

随着职业耗竭相关研究的发展,从预防和干预工作的实践收效角度出发,新近关于前因变量的研究开始关注组织层面的因素。研究者们提出的关于耗竭成因的各种模型中主要的组织因素包括:工作负荷、控制感、组织公平、角色冲突以及组织支持等。已有的研究结果显示:①工作负荷。超负荷的工作使医生情感衰竭,但同时也带来高度的成就感。国内学者发现,工作负荷能够预测护士的人格解体。②工作控制。研究表明,低控制感对医生情感衰竭的发生有负性的影响,而且对低成就感的危险性更高。国内研究发现,缺乏控制能够显著地预测护士的人格解体。③组织公平。Gabris等指出政府部门组织管理中的程序公平和分配公平与员工的职业耗竭有中等程度的相关。李超平等发现,分配公平能够预测情感衰竭和人格解体。④角色冲突、角色模糊以及工作—家庭冲突,三者均是个体所体验到的工作及生活环境中存在的难以调和的不同期待以及对职责的模糊定义。国外多项研究表明角色冲突和混淆系职业耗竭的重要预测变量。国内研究发现，医护人员的不同形式的工作家庭冲突对职业耗竭3个维度均有一定的预测作用。⑤社会支持。社会支持是职业耗竭的缓冲器，团队瓦解会导致个体人格解体、成就感降低。研究表明缺乏上级支持与医生的情感衰竭相关。上级支持对人格解体有预测作用，同事支持和上级支持对工作成就感有预测作用，其中前者更为重要。

本研究结果显示：①工作负荷与医生情感衰竭成正相关，这与以往国内外的研究结果一致。工作速度、数量、质量的高负荷往往要求医生在工作中不断投入大量的精力和情感，因而容易发生工作热情的减退和情感上的枯竭。工作负荷与人格解体成负相关，且回归分析进入人格解体模型，与原先假设不符。当前紧张的医患关系可能让医生在人格解体维度的回答上有所失真，或者由于医疗机构对医患关系的强调和重视，使越是感受到高负荷的医生在人格解体维度上的表现越是不够明显或者不愿表达，确切的原因还有待进一步研究和访谈取证。工作负荷与成就感降低成负相关，多因素分析却显示工作负荷对成就感降低有正向预测作用，但回归系数较小，可能是因素间相互作用的影响，确切的原因尚有待进一步探讨。②单因素及多因素分析均显示工作控制感对医生的成就感有预测作用。与以往研究结果一致，控制感越高，成就感越大。在医疗实践中能够自由选择所使用的技术，进行工作决策，使个体对工作成绩倾向于做内归因，自然成就感也就越高。③组织公平与情感衰竭、成就感降低成负相关，其中分配公平对情感衰竭有负向预测作用，程序公平对成就感降低有负向预测作用。人在职业生涯发展方面的欲求主要表现在待遇报酬的增加和职务地位的上升。当医生大量的精力与情感投入获得等比的回报时，情感衰竭的发生或其程度都会降低，而回报本身是对工作成绩的肯定，因而成就感也容易获得。组织公平与人格解体成正相关与研究假设不符，但在多元分析中，对人格解体的影响未达到显著性。④工作中承担矛盾角色或者对角色的职责定义不明对应医生的高情感衰竭、高人格解体和低成就感。多元分析显示角色冲突对医生的情感衰竭有正向预测作用，角色混淆对人格解体、成就感降低有正向预测作用。承担过多的职责和工作角色，频繁转换身份与角色使个体应接不暇，持续投入，最终会导致精力减退耗尽。而分工不明、权限模糊则束缚个体工作能力的发挥，因为"踢皮球"而影响对服务对象的态度及服务质量，因为"多管闲事"而得不到应有的成就感。⑤工作与家庭之间的冲突总体而言与职业耗竭的3个维度均相关。多元分析表明,工作影响家庭,即在冲突中牺牲家庭生活选择工作,对情感衰竭有正向预测作用,且在所有因素中影响最大,对成就感降低则有负向预测作用。而家庭影响工作,即牺牲工作利益选择满足家庭生活需求,则对职业耗竭3个维度均有正向预测作用,且对人格解体的影响在诸因素中最为突出。缺医少药的现状使得我国医生超负荷地工作而严重影响其家庭生活。在东方文化中,工作和家庭几乎占据了个体生活的全部。因此,工作对家庭的影响自然成为医生职业耗竭主维度——情感衰竭的最大影响因素。在冲突中选择工作的医生情感衰竭严重的同时,其职业成绩较显著,成就感较高。在冲突中选择家庭的个体在情感衰竭的同时亦没有工作上的成就感,更为突出的表现往往是逃避繁忙的工作环境,对服务对象冷漠、疏离。⑥社会支持方面,总体而言与耗竭的3个维度成负相关,组织层面中,上司支持与成就感降低,同事支持与情感衰竭、成就感降低成负相关。多因素分析显示仅家人支持对人格解体、成就感降低的缓冲作用达到显著性。Evande Ploeg 等与 Coffey 等的研究都没有涉及家人支持,结果显示上司和同事的支持对职业耗竭有缓解作用。本研究考虑到文化差异,加入家人支持变量。可能是由于文化间家庭观念的差异,结果提示,家人支持在缓解中国医生职业耗竭方面作用突出。

根据以上研究分析的结果,我们尝试提出组织层面针对医生职业耗竭的干预和预防策略。人的体能和注意力是有限的,高强度高要求的持续工作会导致过度消耗而降低工作的效率及质量。中国医生的工作尤其是超负的患者群体原本就庞大,医生的"供"远小于患者的"求",加上目前医疗资源大多集中在大城市的大医院,社区医疗机构的力量没充分发挥出来。患者都向大医院集中,自然给大医院医护人员带来了巨大压力,造成大医院医生"累死",小医院医生"饿死"。因此,合理布局医疗资源,增加大医院医生的数量,大力发展社区医疗,充分发挥各层次医疗机构的作用,给大医院医生减负,给小医院医生增加成就感,将在很大程度上有助于阻止医生耗竭的发生。

医生在工作中的决策包括技术决策以及与工作有关的决策。医学的发展日新月异,医疗机构需要给予医生在职深造学习的机会,定期举办在职培训,提高医生的技术水平,提高技术决策能力,防止无效能感的产生。另一方面,开通表达渠道,允许医生参与医疗机构决策的制订和体制改革,充分考虑临床一线工作医生的意见建议,加大医生参与管理的力度,提高员工的主人翁意识。此外,普及深化医疗保险制度,这样才能将医生的诊疗工作从医保、公费医疗等限制中解放出来,真正只从事医疗工作,增加医生的工作控制感。

组织机构需要设定一套合理公正的评估体系,并以合理的激励机制、分配制度对其实施和意义予以保障。及时给予回馈和奖惩,让医生明确自己的贡献和成绩,提升成就感和工作积极性。评估指标需要考虑工作的意义、风险而非呆板僵硬地只看结果。

目前国内医生在工作中承担过多的职责,临床、科研、教学、行政往往都要顾及,而任何一项都需要医生倾注大量的精力,往往使个体应接不暇,不能够专心做好。医疗机构的改革需要对临床、科研与教学细化分工,相互合作,这样不仅可以防止医生的耗竭,还能够促进3个方面的发展。另一方面,可以通过创造学习进修的机会,提高医生的综合能力,调节身心,摆脱角色冲突。此外,中国的医生往往很难"只做医生",常常是"秘书、杂务、沟通、顾问"等齐集一身,医疗机构中引入相关专业人员,完善管理,能够在很大程度上减轻医生的负担,让其能够专心于专业工作。

工作环境中人际间的支持对医生职业耗竭有很大的缓解作用。组织和上级可以提供各种形式的支援,如情感上的支持、物质支持、信息支持、评价支持等,援助困惑、疲倦的个体。同时在团队中鼓励相互支持、资源共享、优势互补,营造温暖的工作环境。

此外,中国文化中,家庭在个体的心目中位置较高,工作与家庭的冲突对员工工作效率、职业健康的影响很大。而医生的工作在时间和空间上的超负荷往往严重影响其家庭生活。因此,需要援助支持系统关注医生的个人生活,建立相关的保障和福利措施,来缓解医生工作与家庭的冲突,解决个体的后顾之忧,同时也增进组织归属感,从而杜绝医生职业耗竭的发生。

医生职业耗竭社会层面的原因目前的研究涉及较少。本研究从目前国内的经济政治现状以及医疗环境的现状出发,尝试探索社会层面中可能与医生职业耗竭有关的因素。

调查显示,医生普遍感受到工作中存在的风险缺乏法律保护。如,有63.9%的被试者觉得社会忽视了对医生正当权利的保护。相关分析显示,法制层面缺乏保护与情感衰竭成正相关,与人格解体、成就感降低成负相关。医生的工作关系人的生命,而且常常需要紧急的判断和决定,对于目前医学局限以及不可避免的非人为风险所致的治疗失败,医生需要完善的法制体系的保护才能够全身心地投入工作。调查发现目前医生感受到的法律保护不足,治疗结果的失败得不到合理的评估和处理。为了杜绝失败,医生提心吊胆、畏首畏尾,精力情感过多损耗;越是感到法制层面缺乏保护,越是要谨小慎微地面对服务对象,自然不厌其烦地与之沟通,因而人格解体的得分低;而感受到的法律保护缺乏的医生,往往也是临床一线工作做得多的医生,这些医生的成就感较高。

医生感受到社会各方面对其工作中提供的服务、技术以及疗效等的期望普遍较高。如55.4%的被试者觉得患方对治疗的失败不予接受。相关分析显示,社会期望与情感衰竭成正相关,与人格解体、成就感降低成负相关。当期望过于脱离实际,超出个体的能力范围,往往对工作效能会产生相反的作用。期望带来的受重视感或许提高了个体的工作成就感,但同时也导致医生持续处于应激状态。为了满足高期望,追求工作成绩,需要不断增加精力与情感的投入,尽力提供耐心服务,但是一旦治疗失败即带来极大的挫败感,因此容易陷入高情感衰竭、低人格解体、高成就感的状态。

调查表明,目前医生普遍认为经济回报与付出不成比例,精神回报的评价低,工作得不到社会各方面的理解。相关研究显示,经济与精神回报不足与医生的情感衰竭成正相关,与人格解体、成就感降低成负相关。个体对职业付出的根本是要获得生存所需的物质资料或是获取精神上的满足与价值感。医生行业的特殊性会使他们更关注精神上的回报和挽救生命的成就感的获得,于是医生愿意承担高强度的工作压力,投入大量的情感,全心全意为患者服务。但医生的长期培养过程及其之后在工作中的投入、承担的责任风险如果得不到等比例的回报,会导致工作热情与积极性的丧失。对经济与精神回报不满意的医生往往正是那些在工作中投入大的个体,这些个体为患者提供良好的服务,人格解体得分低。同样可能是因为对工作大量的投入,这些个体的成就感降低不明显。

医生是一个注重奉献的职业,强调挽救生命重于一切。目前市场经济的发展,使医疗工作走上了市场化道路,市场经济的价值观是崇尚经济效益,强调效益优先。近些年,政府对医疗机构的投入不断减少,医院不得不考虑自身的前途及发展,于是很多组织政策的制订偏向于注重经济效益。调查显示医生感受到工作中市场经济的价值观与成就人格的需要之间冲突剧烈。比如,50.7%的被试者在工作中常常遇到患者的支付能力、医疗保险和治疗方案的冲突。在这种冲突下,医生只能在可能的工作范围内予以更大的投入,与患方更好地交流,但继之而来的是工作受限与无力感,积极性降低。正如相关分析所示,价值观的冲突与医生的情感衰竭成正相关,与人格解体成负相关。至于与成就感降低成负相关,可能是由于更大的投入会带来更高的成就感,具体的原因还有待进一步研究。

对社会层面影响因素的研究尚只是初步的探索。在方法、工具以及研究结果的讨论上有很多有待改进之处需要探讨。社会层面涵盖了政策制度以及社会文化两个方面,在一定的经济、政治、文化背景下,我们还需要通过大量的访谈、调查理清该层面包括的因素,编制修订相应的工具,才能够进行更有意义的分析探讨。

法制层面对医生工作的结果应予以公正合理的评价。由于医学知识的深奥,医疗技术的高度专业化,医方一直被视作强势群体,社会层面从法律角度给予患方大力的保护。这一点本身无可厚非。但是目前似乎出现了矫枉过正的趋势,法律在对弱势群体予以保护的同时,似乎忽视了医学是有局限性的,医疗过程中存在的风险不是医生造成的,而是由医学本身特性所决定的。对每一个治疗失败的案例应该公正合理的分析,辨别医生的责任所在,处罚分明,而非不论对错,均要赔偿。医生的辛勤劳动如果得不到公正的评判,只会让医生遭受挫败,失去工作热情。"举证责任倒置",让医生"两脚横跨医院法院之间",只会导致医生把相当一部分精力放在处处举证上,工作中如履薄冰,对患者局限于面上的应付,谨小慎微,消极应对甚至躲避重症病患。因此,呼吁政策法规的制订充分考虑医生的合法权益,医疗纠纷的评判和处理上,法律机构和医疗机构应意识到医疗工作承担的风险,给予医生个体充分的保护,赏罚分明,也可以从保险业上分担医生工作中的风险。这样才能从根本上既杜绝医生的"玩忽职守",真正保护患方的权利,又防止医生的消极应对和职业耗竭。

医生是一个成就感与挫折感并存的职业。医学是科学,医学不是万能的,不可能做到完全的药到病除。患者的高期望使原本追求"济世救人"的医生对自身的期望不断增高,但医学的不确定性又会带给他们挫败感,处理不好超然与投入之间的关系,要么变得冷漠、人格解体,要么情感过度投入而衰竭。另外,医生的工作量大,强度大,在患者的医疗处理上会有轻重缓急的安排,而非"一视同仁"。患者对医生服务的过高期望会加剧医生的超负荷感,形成一种无形的压力,有碍医生工作的正常进行以及医疗水平的正常发挥。社会层面需要加强各种形式的宣传教育,增加公众对医生工作的信任理解。有医患的充分合作才能带来最好的疗效。对医生工作的合理定位和评价是对医生的大力支持,能够帮助医生远离职业耗竭。

在我国,医生创造了比他们合法得到的收入高得多的价值,但医生相对低的收入却因为患者高额的医疗费用而受到指责。其实,目前患者的医疗费用主要体现在药品和医疗器械的使用上面,整体上医生诊疗服务的价格水平非常低廉,医务工作者的劳动价值不能在服务收入中得到合理的体现。所谓"以药养医""商业贿赂"等问题的出现根本上也是归咎于医生的劳动付出与其收入之间的不平衡。因此,要解决这些问题,需要增加对公共医疗的经济投入,加大大型公立医院改革,提高医生诊疗服务的费用而非医疗器械检查或是药物的价格。医疗服务价格的合理配置能够同时增加患方对医疗费用的认可接受程度,某些程度上也缓解了医患间的矛盾与冲突,挽回医生的社会声望,挽回患者对医生工作的信任和正确评价,给医生充分的精神回报,给医生一个放松的工作环境。

我国医生的工作几乎不可能仅仅是诊断与治疗。医院需要经济效益,社会保障制度尚不完善,医疗保险制度尚未普及,于是诊疗工作往往处处受限。医生奉行"挽救生命重于一切"的职业道德需要强大的经济后盾,因此,完善医疗保险制度,加大对公立医院公共医疗部分的投入,才能将医生从医疗外的杂事中解放出来,切断捆绑医患的"金钱纽带",让医生能专心于诊疗工作,减轻医生工作中面对的冲突矛盾,这在很大程度上将有利于医患双方利益的最大获得。

本研究发现,目前医生职业耗竭现状较为严重,接受调查的医生中77%存在职业耗竭问题。其中人格解体最为严重,接受调查的个体中48.8%工作中人际关系疏远,对患者消极、冷淡,尽量逃避与工作对象的交往;45.3%对自己的工作绩效难以形成正性评价;35.5%感到生理、情感资源过度消耗,精力殆尽,容易疲劳。男性、年轻、未婚、高学历的医生职业耗竭严重;高级别医院医生人格解体更严重;内外妇儿科医生情感衰竭严重,外科医生成就感高,精神科医生成就感低;低职称、低年资的医生职业耗竭较为严重。

医生情感衰竭的预测因素:工作影响家庭、家庭影响工作和角色冲突对其有正向预测作用;而分配公平和年龄则有负向预测作用。人格解体的预测因素:男性医生较女性严重,家庭影响工作和角色混淆对其有正向预测作用;工作年限、工作负荷和家人支持对其有负向预测作用。成就感降低的预测因素:女性医生的成就感较男性低,角色混淆、家庭影响工作、工作负荷对其有正向预测作用;工作影响家庭、工作控制、家人支持、程序公平则对其有负向预测作用。医疗卫生管理机构可以通过相关政策的制订和改革,如合理分配医疗资源,减轻医生的工作负荷;提供个体深造学习和参与决策制订的机会;完善绩效评估和分配制度;明确工作职责,鼓励分工合作;完善的组织支持系统,缓解工作家庭冲突等,防治医生的职业耗竭。

另外,本调查初步显示,目前医生感受到法制层面缺乏保护,社会期望较高,工作的经济回报和精神回报不足,内心价值观冲突严重,且均与职业耗竭相关。呼吁政策法规的制订过程中,充分考虑医疗工作中存在的风险,对医务工作者的合法权利予以保护;呼吁社会对医生的服务和治疗效果提出合理的期望;呼吁政府增加对公共医疗的投入,提高医生的待遇和精神回报;完善社会保障体系,缓解医生的价值观冲突。从而有效预防和干预医生职业耗竭的发生。

本研究的创新之处在于:①在国内率先开展对医生职业耗竭的实证研究;②揭示了当前医生职业耗竭的状况和特点;③结合我国的社会、文化、经济背景,分析医生职业耗竭在社会、组织层面的影响因素;④根据研究结果,提出从社会、组织层面进行职业耗竭防治的可行性建议,为公共卫生政策的制订乃至医疗体制改革提供理论依据。

当然,本研究还存在一些不足:①江苏作为长三角经济带举足轻重的省份,经济发展和组织的变革均走在全国前列,江苏省医生职业耗竭的状况具有代表性。但针对医生这一群体,研究样本选择的范围及数量不足够大,而且由于各种原因样本仅涉及了二级以上医院,使得本研究的说服力还不够。②本研究考察了诸多医生职业耗竭的相关影响因素,但是多因素之间的交互作用对医生职业耗竭的影响有待于进一步的研究。③社会层面的影响因素还只是初步的调查和探讨,因素的维度以及调查项目比较局限,有待进一步质的研究与量的研究的结合加以完善。④本研究为横向研究,对于医生职业耗竭原因的分析说服力不够,需要增加个案跟踪调查和纵向实证研究,更多地了解医生职业耗竭的真正原因。⑤本研究在影响因素分析的基础上提出对医生职业耗竭的干预建议。今后还需增加对干预效果的实证研究,完善这一课题。

(刘　刚　郝雪梅　李利彪)

第三章 医生职业紧张、职业倦怠和抑郁倾向的研究

近年来,医生因职业紧张所致的职业倦怠和抑郁问题越来越引起医学界和社会的广泛关注。医生群体的健康状况下降势必导致其工作绩效和医疗服务质量的下降。国外一些研究表明,医生的职业紧张和职业倦怠程度较高,抑郁倾向明显。国内对职业紧张研究起步较晚,近年来的研究发现医生的职业紧张、职业倦怠和抑郁的发生呈现升高趋势,但对于三者间相互作用的研究不多。本课题组在 2008 年对辽宁省 5 城市 20 家医院 4000 余名医务人员的调查中发现,职业紧张源、职业紧张反应和抑郁症状之间存在直接和间接作用关系。本研究目的是分析医生职业紧张和职业倦怠的影响因素,阐明医生职业倦怠、职业紧张和抑郁倾向之间的相互作用机制,研究结果对于促进我国职业心理学发展具有重要的理论意义,对于有效预防医生因职业紧张、职业倦怠和抑郁倾向,提高医疗服务质量具有一定的现实意义。

职业倦怠作为重要的职业健康问题之一,近年来得到越来越多的重视。职业倦怠被定义为:在以人为服务对象的职业领域中,服务者的一种情感衰竭、消极怠慢和个人成就感降低的心理学症状。情感衰竭是指由于人际、工作要求导致的个体情感的过度消耗、疲乏不堪和精力丧失等症状;消极怠慢是指个体对待服务对象的负性的、冷淡的和过度疏远的态度;成就感降低是指个体对自己进行负性评价的趋势,即个体对所从事工作的胜任感和工作中获得的成就感降低。

按照 Maslach 的测评标准, 本研究将标准化的职业倦怠各个测评得分的高低顺序分为 3 组,按照得分顺序上的高、中、低各 1/3 的个体,分别计算出轻度、中度、重度 3 种水平职业倦怠的临界值,情感衰竭的 3 个水平得分的分界点为 9,14,消极怠慢 3 个水平的分界点为 2,7;成就感为 18,30。这与李永鑫对不同人群职业倦怠水平的得分标准有所不同,这可能是由于取样范围和取样时间的

不同所致。李永鑫的研究结果显示,重度情感衰竭、消极怠慢的检出率分别为22.0%和29.5%,而本研究的重度情感衰竭和消极怠慢检出率分别为36.65%和37.38%,提示辽宁省医生的情感衰竭和消极怠慢程度较高,可能是由于近年来,随着医疗改革的不断深化,医疗服务已成为社会焦点问题,医患关系紧张,医生的工作环境压力加重所致,或是因为抽样框不同引起。对此,有待于对该方面给予进一步探讨。

用人口统计学变量对医生职业倦怠得分情况进行分析得到的结果显示,男性医生的消极怠慢得分显著高于女性。其可能的原因之一是,男性的社会性别角色强调力量和独立等特性,所以消极怠慢被认为可能是男性受压抑情感的一种表现形式。其二,可能与男性有较强的竞争性、对成就感有着较高的期待水平和高度追求有关。情感衰竭得分有随着年龄增长而逐渐降低的趋势,30~40岁年龄组的消极怠慢一项得分显著高于另外两组。Maslach指出,年龄与职业倦怠的发生显著相关。对于年龄与情感衰竭的研究,不同的研究结果有所差异。在李永鑫对医护人员的研究中,年龄对消极怠慢的影响亦有显著的预测作用。不同教育背景的医生,学历越高,情感衰竭和消极怠慢情况越严重。

职业倦怠是劳动者长期处于职业紧张状态下对心理影响的重要结果之一。Freudenberge最初从临床的角度对职业倦怠的产生进行了分析,他认为倦怠容易在那些"奉献和承诺这种工作过多、工作时间过长和工作过于认真"的个体中发生,如医护人员、教师和其他服务行业等。职业紧张是职业倦怠的重要相关因素,职业紧张程度可作为职业倦怠的预测指标。本研究应用工作要求—自主模式和付出—回报失衡模式测评医生的职业紧张情况,并应用多元分层回归分析的方法详细分析了职业紧张各因子对职业倦怠的影响。目前,联合运用JDC与ERI模式是国际上评估职业紧张的新趋势。

Pearson相关分析结果显示,职业倦怠与职业紧张各因子之间都有显著关联。其中,工作要求、付出和超负荷与情感衰竭、消极怠慢呈显著的正相关、与成就感呈显著的负相关;工作自主、社会支持和回报与情感衰竭、消极怠慢呈显著的负相关,与成就感呈显著正相关,说明JDC模型和ERI模型联合应用对职业倦怠有较好的预测作用。

本研究中,通过对情感衰竭的多元分层回归分析结果显示,情感衰竭受职业紧张评估变量的影响显著。在控制了人口统计学变量的影响后,工作要求对情感衰竭的影响不显著,工作中的付出和超负荷对情感衰竭有非常显著的主效

应,对情感衰竭的解释增加了 42.9%,而工作自主和社会支持则对情感衰竭有
显著的调节作用。这说明,当工作要求提高时,工作中付出越多的个体,情感衰
竭程度就越高,付出越少的个体,情感衰竭程度则会降低;工作中的负荷越重,
个体的情感衰竭就越严重,负荷越轻,则情感衰竭程度较低。当工作复杂性提高
时,工作自主性(技术自主和决策自主)越高的个体,情感衰竭的程度越高,工作
自主性越低的个体,情感衰竭程度则会降低。社会支持也对情感衰竭有显著的
调节作用,社会支持程度高的个体,情感衰竭会得到调节,相反,社会支持较低
的个体,情感衰竭相应也会加重。情感衰竭是一种由于人及工作的要求所致的
个体情感资源的过多消耗。当工作中付出和超负荷逐渐增多时,个体的情感资
源不断消耗,情绪倦怠则不断加重。

对消极怠慢的多元分层回归分析的结果显示,调整了人口统计学变量的
影响后,付出和超负荷的主效应非常显著,对预测情感衰竭做出了新的贡献,
解释的变异量增加了 17.0%。工作自主、社会支持和回报具有显著的调节效
应,均对预测消极怠慢做出了新贡献,解释的变异量增加了 5.2%。因此,当工
作要求提高时,工作中付出越多的个体,消极怠慢程度会越高,付出越少的个
体则消极怠慢程度较低,工作中的负荷越重,个体的消极怠慢也越严重。当工
作复杂性较高时,工作自主性越高的个体,对消极怠慢的调节作用越强。社会
支持对于消极怠慢也有显著的调解作用,社会支持程度越高,对个体消极怠慢
的调节作用越强。

对成就感的分析结果显示,工作要求的主效应非常显著,对预测成就感做
出了新的贡献,解释的变异量增加了 1.7%,说明当工作要求增加时,个体的成
就感会降低;而工作自主和社会支持对成就感有显著的主效应,对预测成就感
做出了新贡献,解释的变异量增加了 2.9%,说明当工作自主程度较高时,个体
的成就感相应较高,社会支持增加时,个体的成就感也会增加。

综上所述,可以认为,JDC 和 ERI 模型联合应用在评估职业紧张对职业倦怠
的作用时有较好的预测效果,同时运用 JDC 和 ERI 模型可以更全面地反映职业
紧张各个方面对职业倦怠的影响。通过降低职业紧张水平以减少职业倦怠的发
生,提高医生的工作自主、减少工作负荷和增加社会支持可以对职业倦怠有显
著的调节作用。

抑郁倾向是一种较为严重的心理卫生性问题,会对人们的工作、学习与生
活与健康都造成负面影响。本研究应用的 CES-D 问卷是检测抑郁倾向的常用

筛检工具,用以检测医生的抑郁症状是否存在,将得分的研究对象定义为有抑郁症状,而非临床意义上的抑郁症诊断。

对抑郁倾向的研究结果显示,有抑郁倾向的医生占总人数的58.82%,明显高于Jurado等在西班牙应用CES-D在教师人群中进行的调查数据(35.3%),也明显高于戴俊明等于2006年在上海进行的调查(49.9%)。提示目前辽宁省医生的抑郁倾向较高,需加强对医生心理健康的关注。

对职业紧张各因子与抑郁倾向的相关分析结果表明,职业紧张中的工作要求、付出和超负荷与抑郁倾向得分之间呈显著正相关,而工作自主、社会支持和回报则与抑郁倾向得分之间呈显著负相关,说明JDC和ERI模式的联合应用对于抑郁倾向有着较好的预测作用。

对职业紧张—职业倦怠—抑郁倾向之间相关关系的探讨,国外已经开展多年,而在我国,对这方面的研究则相对较少。较多研究主要是针对职业紧张与抑郁症状的关联关系进行研究,或是对职业紧张与职业倦怠的关联关系研究,而对三者间关系的研究较为少见。

通过对抑郁倾向分层回归分析的研究,在调整了人口统计学变量的影响后,第一步将职业紧张因子进入方程。结果表明,工作要求具有显著的主效应,付出和超负荷具有非常显著的主效应,对抑郁倾向解释的变异量增加了12.5%。说明工作要求、付出和超负荷对抑郁倾向有显著的预测作用,提示职业紧张因素是对抑郁倾向影响的重要相关因素,减轻抑郁情绪可以通过降低工作要求、减少付出和降低超负荷来调整。第二步,将工作自主、社会支持和回报引入方程。结果显示,三者均对抑郁倾向的变异具有显著的主效应,提示工作自主、社会支持和回报均对抑郁倾向有显著的调节作用。缓解抑郁倾向可通过提高医生的工作自主、提升医生的社会支持和增加回报来调节。第三步,将情感衰竭、消极怠慢和成就感引入方程。结果显示情感衰竭和消极怠慢对抑郁倾向有显著影响,成就感对抑郁倾向有显著的调节作用。提示,职业紧张因子和职业倦怠因子对抑郁倾向均有显著的影响,是抑郁倾向的危险因子,而工作自主、社会支持和回报对抑郁倾向有显著的调节作用,是抑郁倾向的保护因素。

对抑郁倾向进行多因素logistic回归分析,在控制了性别、年龄、婚姻状况、教育背景以及职业倦怠各因子后,分析职业紧张对抑郁倾向得分的影响。结果显示,调整了性别、年龄、婚姻状况和教育背景等人口统计学变量后,低要求-低自主(被动型)和高要求-低自主(高紧张型),高付出-高回报、高付出-低回报(高紧张型)

和高超负荷均对抑郁倾向有显著影响,OR 值分别为 1.468,1.417,1.494,1.606 和 2.191;在控制了人口统计学变量和职业倦怠各因子后,低要求–低自主型的影响不显著;而控制了人口统计学数据和职业倦怠各因子的影响后,仅有高超负荷一项对抑郁倾向仍有显著影响,但 OR 降低值为 1.541。

结构方程模型是一种因果关系模型,在流行病学研究中经常遇到一些变量,既受其他变量的影响,又会影响另外一些相关变量,常见的是一些心理和行为变量,如本研究中的职业倦怠。应用结构方程模型较好地显现了多个不同效应变量之间的内在关联。从路径图可以看出各个变量之间的关联程度,关联程度的大小可直接通过路径系数的绝对值反映得出,而路径系数的正负号则反映了关联的方向。本研究的路径图显示,职业紧张因素(超负荷)对职业倦怠的影响力最强;职业倦怠对抑郁倾向也有较强的影响,但职业紧张因素(超负荷)却并未对抑郁倾向产生直接效应。调节因素(社会支持)则分别对职业倦怠和抑郁倾向均有显著的调节作用。职业倦怠在职业紧张和抑郁倾向的关系中起到了中介变量的作用。因此,缓解医生的抑郁倾向,可以通过减少医生的工作负荷,降低职业倦怠以及增加社会支持来实现。

分析的结果提示,在职业紧张与抑郁症状的相关关系中,职业倦怠在其中起到了显著的影响。职业倦怠作为职业紧张的一个负面的结果,对最终导致抑郁倾向的结局有着中介变量的作用。

(刘　刚　郝雪梅　曲　晶)

第四章 临床医生职业应激现状
及其影响因素研究

应激(stress)是人与环境的一种关系,其中环境(应激源)被评价为超过机体正常能力或资源而成为重负或压力,并对机体的健康(安宁)构成威胁,是个体所产生的一类特殊心理、生理和行为反应。美国职业安全与卫生研究所(national institute for occupational safety and health, NIOSH)在 1999 年出版的《工作紧张》一书中明确定义职业应激:当工作要求与工人的能力、资源或需求不满足时,发生的有害的生理与心理反应、工作紧张可导致健康不良甚至伤害。

国外在 20 世纪 60 年代就开始了职业应激对人体生理、心理和行为功能影响的研究,主要包括职业应激与疾病、健康相关行为、工作满意度的关系以及职业应激干预控制等,而且多为队列研究和病历–对照研究。

工作要求与自主程度是职业应激的影响因素。Paul A. 首次采用工作内容问卷和 Maslach 职业倦怠量表探讨医务人员职业应激与职业倦怠的关系,研究结果显示,通过控制年龄、性别、受教育程度、婚姻状况、子女数、每周工作时间和倒班作业后,高工作要求、低自主程度与职业应激(工作满意度、抑郁、心身症状)具有显著相关性。其他工作特征(职业危险、体力消耗、社会支持、危险暴露)与职业应激也存在一定联系。R. M. Agius 等将工作要求列为健康服务咨询中会诊医生产生应激的潜变量,探讨会诊医生应激适应方式的形成,其分析结果显示:根据医生工作要求方式可分为医疗型、学术型、行政型。他们的主观应激源主要包括医疗责任、要求准时、组织约束、个人自信。

2003 年,Smith R. 发表了《为什么医生不快乐》一文,指出医生不快乐的最明显的原因就是工作量大以及缺乏支持。Griffiths 等研究表明,医院初级医生长时间的工作、环境要求以及学徒角色的要求,都使他们成为职业应激的高危人群。M. Linzer 采用要求–控制–支持模式评估美国内科医生应激情况,研究结果显示工作要求(比如病情复杂患者、会诊时间要求)是内科医生应激的危险因素。通过调整医生的日常工作、给予更多工作控制权、改善工作环境、给予更多支持有助于降低内科医生应激水平。K. Peltzer采用随机抽样调查的方法对南非医生的职业应激与职业倦怠症状进行研究,研究结果显示医生职业应激水平高,总体职业应激指数得分为4.9。主要职业应激源包括:缺乏组织支持、低收入、需承担其他工作及高频率职业应激、工作时间长、现场做重要决定、处理紧急情况。女医生缺乏支持显著高于男性。医生存在高水平职业倦怠(情感倦怠和去人格化),职业应激可预测情感倦怠和去人格化。

职业应激影响医生身心健康。英国,A. J. Ramirez等在医生(消化科医生、外科医生、放射科医生、肿瘤科医生)职业倦怠与心理性疾病发病率关系研究中,通过调查882名医生研究发现,工作满意是医生心理健康的保护因素,而工作应激则是危险因素多数研究结果显示,医生心理性疾病发病率从19%上升至49%,高于一般职业人群(18%)。

职业应激与生活方式息息相关。K.Belkic采用医生职业应激指数(OSI)探讨女内科医生生活方式相关肿瘤危险因素(LRCRF,包括吸烟、肥胖、久坐、饮酒)与职业应激的关系。多元相关分析结果显示医生职业应激指数与LRCRF存在显著的多元相关,这些职业应激包括工作时间长、有限的解决问题策略、临床医疗难题缺乏帮助、缺少监督责任(肥胖/久坐)。

我国职业应激研究起步较晚,研究内容主要包括职业应激调查及职业应激与心理健康、职业倦怠、工作能力的关系等,且多为横断面调查。

在我国,医护人员职业应激水平高于其他类似职业人群。朱伟等采用对照研究的方法,研究结果表明医务人员的职业应激水平高于类似职业人群(工程技术人员、银行职员、科研人员和教师)。曾繁华等对医师与教师的执业紧张水平与工作能力进行对比研究发现,医师的职业任务和紧张反应显著高于教师。

职业应激是医务人员身心健康的危险因素。朱伟等研究发现,医务人员职业应激负荷越高其生命质量越差;职业应激、应对资源的性质和特征不同,对生理、心理健康的影响也有差异,对心理健康的影响大于生理健康。大量的流行病学调查和心理学报告都显示,职业应激是多种疾病的危险因素,如高血压和冠心病、免疫系统疾病、女性生理期紊乱、神经行为的异常等。李丹等研究表明,大医院急诊科室医护人员群体职业应激程度较大,血糖和血脂水平较高。

　　杨文程对辽宁省1300名医生调查研究发现，职业应激变量和职业倦怠变量对抑郁倾向有显著影响。李冬梅等采用横断面调查方法，随机抽取辽宁省540名医生调查研究发现，低回报、高付出、焦虑症状明显；心理要求越低、人际关系、个人独立性及参与决策的程度越低，越容易增加焦虑的发生。黄华兰等应用抑郁自评量表(SDS)和焦虑自评量表(SAS)及护士职业压力原量表对779名在岗护士进行调查，结果表明护士抑郁和焦虑发生率分别为36.3%和14.2%，两者并存者占11.6%，SDS和SAS标准分均值与国内常模比较有统计学意义 ($P<$0.01)；精神卫生与职业应激成高度正相关($P<$0.001)。

　　职业应激影响工作能力。戴文涛、林嗣豪等采用工作能力指数和职业应激量表(OSI-R)研究表明，工作能力与职业任务和个体应激反应之间呈负相关，其中工作能力与个体应激反应之间呈显著相关($P<$0.01)。

　　医务人员职业应激受多种因素的影响，多位学者研究表明，不同性别、文化程度、婚姻状况、科室、医院等级的医务人员职业应激水平存在差异。谢震宇等研究表明：家庭人均月收入<1000元者的自主程度、社会支持、回报得分均低于家庭人均月收入>3000元者；每周工作时间越长者的工作要求、付出、内在投入得分也越高，回报得分则相反；需要倒班的医务人员工作要求、付出、内在投入得分高于不需要倒班的医务人员，自主程度与回报则相反。张涛在对护士职业应激与人格特质的相关性研究中发现：不同人格特质对职业应激源的体验具有差异性，个体应激反应及应对资源也不同。李煌等对军队医务人员职业应激与人格特征关系研究结果表明，内外倾向性与个人应激反应呈显著负相关，而情绪稳定性与个体应激反应呈显著正相关。

　　本研究中发现，临床医生慢性疾病总患病率(29.12%)高于普通人群总患病率(20.0%，2008年)。由此可见，临床医生健康状况可能较普通人群差。其中，患病率居前四位依次是消化器官疾病(18.06%)、心脑血管疾病(13.77%)、肌肉骨骼疾病(9.26%)和呼吸系统疾病(9.26%)，均高于张淑娟等2008年报道的普通人群患病率，普通人群消化器官疾病患病率为3.92%，心脑血管疾病患病率为13.18%，肌肉骨骼疾病患病率为7.84%，呼吸系统疾病患病率为2.15%。

　　运用JCQ问卷和ERI问卷对湖南省443名临床医生职业紧张进行了研究，研究表明：此次调查的湖南省临床医生中，以JCQ指数分级职业应激程度，职业应激程度高者有331人，占74.7%；低于谢震宇等报道的某区医务人员高职业应激者构成比(81.2%)。以ERI指数分级职业应激程度，其中职业应激程度高者有 360 人,占 81,3%,高于谢震宇、王威等医务人员高职业应激者构成比(23.2%、20.3%)。说明临床医生职业应激主要是付出回报失衡造成的。

不同性别 JCQ 指数差异有统计学意义,男性职业应激水平低于女性,与国内余善法研究结果一致, 非条件 logistic 回归分析结果显示女性临床医生更易产生高职业应激。女性可能由于家务劳动和工作压力两方面的原因,从而导致职业应激水平比男性高。本研究中结果还显示男性自主程度(包括技术自主)和回报高于女性, 这可能是造成女性职业应激水平高于男性的另一个重要原因。但是,王威、朱伟等研究认为男性医务人员高付出-低获得比例高于女性,职业应激水平男性高于女性。

高文化程度者自我要求(个人期望)以及社会对其的期望也高,而个体对自身的期望及来自组织方面的工作要求都会对个体的职业应激状况产生间接影响,尤其是在实际工作过程不能满足个人期望时,就会产生工作满意度降低。心理卫生不良等应激反应在本研究中,本科以上临床医生职业应激水平高于大专及以下,可能与本科以上文化程度高工作要求、高付出,获得的回报却未相应的增加有关,说明其对医院的付出和贡献更大,回报却不太理想,与朱伟、王威等(2010)研究结果一致。

未婚/同居临床医生职业应激水平高于已婚的临床医生, 可能与未婚/同居临床医生高工作要求、低自主程度(包括决策自主)有关,王威等研究表明已婚医务人员职业应激水平较高与"高付出-低获得"有关,但在本研究中尚未发现这一原因。

经济收入水平和职业应激存在着一定的复杂联系。本研究结果表明,临床医生人均月收入不同,职业应激程度也不同,收入低的临床医生职业应激水平相对较高,与国内谢震宇等研究结果一致。

单因素方差分析中,二、三级医院临床医生工作要求、付出、内在投入高于一级医院。一级医院医务人员的工作能力明显低于二、三级医院医务人员工作能力。并且,二、三级医院的临床医生承担的工作量也较高,工作专业技术水平要求更高,面临的工作风险也高,造成二、三级医院临床医生职业应激水平高。

非条件 logistic 回归分析结果表明其他组临床医生较内科临床医生不易出现高职业应激;单因素方差分析结果显示内科职业应激水平高于外科、妇产科、儿科、五官科、口腔科、皮肤科及其他科室。非条件 logistic 回归分析结果显示主治医师比主任医师更易产生高职业应激($P<0.01$,OR=23.39);单因素方差分析

表明住院医师职业应激水平(JCQ 指数)高于副主任医师和主任医师,主治医师高于主任医师。分析其原因,可能是由于住院医师、主治医师高工作要求、低自主程度造成高职业应激水平,而且,在医疗卫生领域,职称是和收入水平相关的,都会影响临床医生的职业应激水平,并且低职称的临床医生面临家庭、事业处于起步阶段的双重压力。

单因素方差分析结果显示,工作年限不超过 10 年的临床医生职业应激水平JCQ 指数)高于 10 年以上。可能是由于工作年限不超过 10 年的临床医生面临高工作要求、低自主程度(包括技术自主和决策自主)工作压力,并且,工作年限不超过 10 年的临床医生多数是住院医师和主治医师。这一结果与职称对临床医生职业应激水平影响结果一致。可能是由于工龄在 10 年以上的临床医生往往是其行业的业务骨干甚至专家,拥有较高的权威和自主程度,从而其职业应激水平相对较低。

非条件 logistic 回归分析结果在工作内容–自主程度模式和付出–回报失衡模式下均表明,每周工作时间越长,临床医生更易产生高职业应激。分析其原因可能是不同每周工作时间长的临床医生在工作中的工作要求、自主程度、付出和内在投入高,工作任务的繁重、医疗设备和技术的更新对专业能力和水平提出更高的要求等需要临床医生付出更多时间,因此职业应激水平也越高。

单因素方差分析结果显示,同时在门诊和病房工作的临床医生的职业应激水平(ERI 指数)均高于主要在病房工作的临床医生,主要在门诊工作的临床医生最低,可能是由于病房的工作要求临床医生更高的付出和内在投入。

在临床工作中,由于工作任务繁忙,消化器官疾病如慢性胃炎是常见疾病,本研究也证实了这一点。林嗣豪等的研究中显示,医务人员过去 1 年因疾病而缺勤的天数这一单项失分率最低,提示医务人员常有带病而坚守岗位的现象。"健康所系,生命相托",临床治疗工作要求对临床医生在工作中做到万无一失,加之当前的医患关系较为紧张,本研究中 10.38% 的临床医生认为自己存在心理问题,如焦虑、抑郁、强迫症、神经衰弱等。非条件 logistic 回归分析结果表明,患病临床医生易产生高职业应激,可能是由于患病的临床医生工作要求、付出、内在投入高于未患病的临床医生,而获得的回报、社会支持低于未患病的临床医生。

多因素分析结果显示,夜班工作点数、门诊工作点数是临床医生职业应激水平的正相关因素。门诊区人员流动大,工作环境嘈杂,医护人员容易出现反应性头痛,表现为焦虑、烦躁、疲劳等职业应激。尤其是急诊科室危重患者多、患者病情变化较快、患者就诊随机、家属对医护人员的期望值高、社会舆论与实际的偏差、医护人员不足、工作条件和工作环境差等都是职业应激的原因。急诊医护人员长期值夜班,工作中需要时刻准备着应对突发紧急情况,医护人员长期处于应激状态。倒班作业是一个普遍的职业应激影响因素,它可以影响神经生理节律,如血压、基础代谢率、血糖水平,思维效率及工作情绪。倒班不仅对医务人员的正常生物节律有所影响,而且可导致睡眠障碍和饮食习惯改变,影响其工作情绪与工作效率。

(刘　刚　许秀萍　曲　晶)

第五章 社区医生人格、应对方式、工作负荷与职业倦怠的关系研究

2010年10月28日,在北京时代美术馆正式启动了"寻找最美乡村医生"的大型公益摄影活动;2012年随着图片和纪录片的展播,人们再次向这些居民健康的"守护人"致以崇高的敬意。2003年"非典"的阴霾已经散尽,但是其中涌现出的以钟南山院士为代表的一批优秀医生的精神却不能被人们忘记。在"非典"猖獗时期,他们始终在医疗最前线救死扶伤,有的甚至为此献出了自己宝贵的生命。2008年汶川大地震,第一时间赶到现场的除了我们敬爱的解放军战士外,还有一批妙手仁心的医护人员,他们不顾自身安危,尽最大能力抢救灾民,因为他们深深地明白"时间就是生命"的含义。2012年"寻找最美乡村医生"活动中,一幅年轻乡医背着药箱溜索过江的照片吸引了众多参观者。他是云南省怒江州福贡县鹿马登乡赤洒底村乡村医生李佳生,靠着最基本的医疗手段和几乎原始的交通方式,坚守着每天24小时、每周7天的工作岗位,成为当地百姓的救星,用一个自制的由铁滑轮和麻绳圈组成的滑具,悬空锁扣在一条400米长、50米高的钢索上溜索过江,感受着怒江的水在身下翻滚怒吼,克服着内心的恐惧,为江对面的村民送医送药就成为每天必修的功课。就在人们对这些优秀医生心生敬意的同时,也出现了一些令人痛心疾首的"医患纠纷"——患者砍杀医生的事故。2012年3月23日,哈尔滨医科大学某附属医院年轻的实习医生王某的生命永远地终结在了一个患者的手中。此事故造成了恶劣的影响和沉痛的教训,但悲剧没有就此止步。11月13日,发生在安徽医科大学某附属医院的袭击医务人员案件中,泌尿外科护士长戴某某身亡。仅仅过了半个月,29日,天津中医药大学某附属医院医生康某某被患者手持利斧砍死。康医生的同事们一边料理康医生的后事,一边决定不让子女从医。2011年8月8日,中国医师协会在北京公布我国第四次医师执业状况调研结果。调研覆盖了北京、河北、山西、广东、海南等

地,共发放调查问卷5683份。发现我国48.51%的医师对当前执业环境不满意,
70.67%的医师将"医疗纠纷、工作量大以及患者的期望值太高"列为工作压力的
主要来源。医生这个群体所遭遇的职业困境不容乐观。这些事件和数据甚至引
发了网友悲伤的讨论"二十年后,我们找谁看病"。因此,对医生职业现状的关注
又被推到了风口浪尖。

在医生这样一个庞大的群体中,还有一个特殊的群体,他们被称为居民健
康的"守护人",与社区居民的联系非常密切,他们就是社区医生。

1994年,我们国家开始探索医疗体制改革的经验,从此拉开了医改的序幕。
在这个过程中,针对社区卫生服务现状,逐渐探索出了"小病进社区,大病去医
院,康复回社区"的社区卫生服务模式。这就表示,未来80%以上的疾病(常见
病、多发病和慢性病的初级诊疗任务)将交由社区的全科医生来解决。

随着社区卫生服务的不断完善,社区医院与人们的关系也越来越密切,社
区医生也成为人们身边的健康监护人。由于社区医院的便利、便宜、方便等因
素,人们开始接受和认可社区医生。但因为我国社区卫生服务还处于起步阶段,
目前的工作重点主要在健全其服务功能上,社区医生的工作制度还不完善,他
们目前还面临着一些困难。根据一些调查研究和报道,问题主要包括:①工资
低。据广州市公布的资料显示,该市社区卫生技术人员目前每年平均收入仅为
全市卫生系统职工年平均工资的75%。长期以来,我们各地区的社区医生拿着
微薄的薪水,为最广大的群众服务。这也造成了社区医生招聘难、离职率高,面
对日常生活时会有很大的压力。②任务繁重。社区医疗服务机构往往是以家庭
为单位、以居民的健康为中心,社区医生主要负责社区常见多发病的医疗、社区
高危人群的健康管理、社区慢性病患者的系统管理、社区重点人群的保健(包括
老人、妇女、儿童、残疾人等),以及基本的精神卫生指导、计划生育教育和伤残
社区康复;他们要做到全天候服务、预约上门服务、加班延时服务、规范化服务。
这些都需要社区医生具备很高职业技能和人际交往能力,以及较强的身体和心
理承受能力。③晋升难。长期以来社区卫生机构医务人员晋升要求严格,晋升副
主任医师、主任医师必须有国家级刊物的第一作者论文,这使很多人对晋升可
望而不可即。面对如此实际的问题,我们的社区卫生服务发展还没有有效地给
出相应的策略,所以这些都会使社区医生面临着工作和生活中带来的压力。当
个人不能有效应对这些压力时,就会表现出一系列与之有关的心理、生理综合
征,即职业倦怠。

这样一群社区医生,可能一辈子都无法体会大医院医生的风光,但他们却同样感受着患者的信任和依赖。另外与二、三级医院很大的一点不同是,他们的工作需要更多的入户主动联系居民,比如要开展健康调查、建立居民健康档案。因为住户对社区卫生系统还没有普遍性的认识,因此会存在误解、不信任和不支持。在没有良好的外界支持的情况下,个体又面对着巨大压力时,发生职业倦怠的情况非常普遍。根据 2011 年中国卫生统计年鉴,社区卫生服务机构共有38.95 万医生和 3 万多服务中心,乡镇卫生院共有 115.13 万医生和 3.8 万机构,他们经年累月地在自己的岗位上默默地奉献着。因为职业倦怠会让个体感到身心疲倦、工作成就感不高、疏离服务对象等。医生是以人为服务对象的,责任重大,不容得有一点疏忽。医生的职业健康不仅关系其自身,而且关系到医疗服务的质量、患者的生命、医患关系,甚至社会的稳定和谐发展,因此需要对此问题予以重视。

分析国内外研究现状发现,对职业倦怠的研究主要集中在职业倦怠相关因素的探讨和编制本土化职业倦怠测量工具两大方面(赵崇莲,苏铭鑫,2009)。纵观医生职业倦怠研究进展,职业倦怠现状已经引起了相关研究人员的重视,并主要从医生职业倦怠的影响因素、干预研究和职业倦怠后果研究出发。关于医生职业倦怠的影响因素,研究者主要从社会因素、组织因素和个体因素 3 个方面进行了探讨(纪海英,刘惠军,2011)。国内外关于人格特征、工作负荷、应对方式与职业倦怠的关系的研究,主要是分别测量各前因变量对职业倦怠的影响,对于人格特征在职业倦怠的发生中的作用机制却鲜有涉及,而现在的研究也越来越重视个体因素与情境因素的相互影响。另外,社区医生作为医生群体中的一个特殊组成部分,以此为研究对象的文献比较少,因此本研究是对医生职业倦怠调查研究的深化,是对影响职业倦怠因素的补充和职业倦怠理论的系统化。

随着我国社区卫生服务系统的不断完善,社区医生的重要性日益凸显,落到他们肩上的责任也越来越大。作为高质量初级卫生保健服务的提供者和居民健康保健系统的"守门人",国家和人民都对他们寄予了厚望。国外有研究表明,在社区医生中,职业倦怠是一种普遍的症状(Ghaida,Al-Shoraian,Mohsen,Mohamed & Medhat,2011;Jean,Hakan & Magdalena,2007)。而国内相关研究多集中于省市级大型医疗机构,因此,本研究以社区医生为研究对象,关注其工作负荷和职业倦怠的现状,增加了对社区医生群体的关注度,并与二、三级医院的医生进行比较,探讨他们职业倦怠维度的不同,对于改善社区医生职业倦怠状态起启发作用。并通过对现状的描述,引起国家相关部门的注意,对完善社区卫生服务系统将具有更加现实的意义。

通过对人格特征和职业倦怠间的关系研究,寻找医生与个体特质的良好匹配,既为个人职业生涯规划提供良好的方向,也为各单位选拔人才方面提供实际的方法。

通过对社区医生应对方式的测量,重点探讨作为个体心理资源的应对方式在人格特征、工作负荷和职业倦怠之间的作用机制,并阐述积极有效的应对方式,对社区医生自我认知、缓解工作压力、自我心理调节、减轻职业倦怠起引导作用。另外,通过应对方式的作用机制研究,对于心理咨询方向提供好的着手点,完善职业倦怠人群咨询理论,并为心理咨询的实践提供依据。

本研究结果显示,社区医生职业倦怠检出率达 72.8%;使用同一测量工具的李永鑫和李艺敏(2007)、侯讳和李永鑫(2007)、李永鑫和李艺敏对教师、法官和护士职业倦怠的检出率分别为 62.6%,69.9%,69.1%。社区医生的职业倦怠现状令人担忧。与我们国家二、三级医院的医生相比,虽然工作负荷不及二、三级医院医生大,但社区医生的成就感降低现象要更严重,这与我们国家目前的社区卫生服务以及卫生机构的设置有关。社区医生主要面对社区人群,以健康预防为主,为居民提供预防、医疗、保健、康复、健康教育、计划生育技术指导的"六位一体"综合性服务。虽然国务院出台了一系列政策强调了社区卫生服务的重要性以及提供了保障,但是,在转型的过程中,对于社区医生仍然存在几个问题:其一,工作岗位吸引力低,应聘者寥寥,优秀人才的才华难以施展;其二,经济收入低并分配不均衡,有些医疗人才确有一技之长,工作业绩也突出,但经济收入与一般医务人员无差别,劳动价值得不到体现;其三,晋升技术职称难,使具有上进心的医生不愿在社区医院工作;其四,精神成就低,有些医生在社区医院虽然付出了劳动,取得了突出成绩,却得不到应有的精神鼓励。因此,这些问题的存在都导致了与西方国家相比,甚至与我们国家二、三级医院的医生相比,形成了我们国家的社区医生成就感降低严重的现状。黄永良提出,可以通过分别提高社区医生的技术成就感、经济成就感和精神成就感来留住社区医务人员。

通过与二、三级医院的医生进行的工作负荷和职业倦怠的比较可以看出,二、三级医院的医生较社区医生对工作负荷的感知要更大,职业倦怠的现象也更严重,但社区医生的成就感降低现象更严重。推测此结果的原因,社区医生对工作负荷的感知更低主要与工作条件环境现状有关。我们国家社区居民对社区卫生服务的认识还存在一定偏差，认为只有保健或者"小感冒"等小病才去社区医院，这样的认知不仅造成了大医院"一床难求"的紧张局面和医生负荷增大的现象，也造成了社区卫生服务资源的浪费。另外，二级医院的医生人格解体和成就感降低现象经过事后检验发现最严重，职业倦怠的检出率也是最高的，这一群体的医生也值得相关研究人员的注意。

通过对社区医生人格现状的分析可以看出，有近1/3的社区医生表现出不太关心人、内向、情绪不稳定的人格特征。但是究竟是社区医生在工作之前就已形成了此种稳定的人格特征，还是工作之后，特定的工作环境和工作内容形成了"社区医生人格特征"，还有待进一步研究。

通过对社区医生应对方式与全国常模的比较可以看出，社区医生较多采用积极的应对方式而较少采用消极应对方式。例如董霏和罗园园对医生的应对方式和心理健康状况进行初步研究时发现，医生的消极应对因子分要显著低于健康成人，说明医生比较少采用消极应对方式；马继东、潘赞和鲍苏对精神科的医生进行应对方式调查时发现，精神科的医生较多使用积极应对方式，较少使用消极应对方式来解决问题。这可能与医生的工作性质有关，也可能与医生受过良好的教育有关，但是至于是医生从事医疗工作之前就善于少用消极应对方式，还是在工作和学习的过程中逐渐形成的良好应对方式，有待进一步探讨。进一步分析发现，社区医生最常采用的应对方式有"尽量看到事物好的一面""改变自己的想法，重新发现生活中什么重要""找出几种不同的解决问题的方法"和"借鉴他人处理类似困难情景的办法"，前两者类似心理治疗中认知行为疗法的"寻找不合理信念并与不合理信念辩论"，这些积极应对方式的习惯可能与社区医生特殊的工作环境有关，可能平时的工作中能够更多地接受到专业的应对不良行为的知识。

根据统计分析的结果，人格特征的精神质和内外倾与工作负荷有显著相关，精神质程度越高，对工作负荷的感知越小、越外向，对工作负荷的感知越大。这一结果与艾森克的理论不符，艾森克认为外向的人皮层唤醒水平低，结果阈限比较高，较少地感受到来自工作的重压。本研究结果不能支持这一理论，可能与对工作负荷的测量有关。本问卷主要考察社区医生主观上对工作负荷的感知，可能精神质程度低、外向的医生能够更多地感知到对工作的责任感，所以感知到较高的工作负荷。

另外,社区医生的精神质和神经质程度越高,越不常采用积极的应对方式,越外向,越常采用积极的应对方式,而社区医生的精神质和神经质程度越高,越易采用消极应对方式,越外向,越不易采用消极应对方式。这一结果符合艾森克的人格理论,另外也与周晓敏、卢莲和周游的研究结果一致,可以支持人格特征与应对方式相关的理论。通过统计分析结果可以看出,工作负荷与积极应对正相关,即社区医生感知到的工作负荷越大,越能采取积极的应对方式来应对。这一结果与王玲凤对特殊教育教师的调查结果比较一致,这两类群体在面对压力或者感到比较大的工作负荷时,能够采取积极的应对方式,这种方式有助于缓解工作中面临的压力和负荷,有助于减轻职业倦怠。

根据相关分析的结果可以看出,工作负荷与情感衰竭呈显著正相关,与成就感降低呈显著负相关,即感受到工作负荷大的社区医生更容易情感衰竭,但是不容易感到成就感降低。而且回归分析的结果也显示,工作负荷可以正向预测情感衰竭和人格解体,但是却负向预测成就感降低,这就发生了比较有趣的现象,即对于职业倦怠总体来说,工作负荷并非越低越好,也不是越高越好,虽然情感衰竭是职业倦怠的核心成分,但成就感降低是职业倦怠的自我评价成分,也占据着重要位置,所以社区医生对工作负荷的感知应该维持在一个平衡点,既不至于太高而感到情感衰竭也不至于太低感到低成就感。

国外研究者 Arie、Nurit 和 Amiram 的研究显示,工作负荷可以预测高水平的职业倦怠和身体疲劳,但该研究者并未将职业倦怠按照 Maslach 的理论分为情感衰竭、人格解体和成就感降低 3 个维度进行测量,而是分为身体疲劳、认知疲倦和情感衰竭,所以对于本研究来说,未能进一步研究工作负荷和各个维度之间的关系,找到适当的平衡点,不免是一个遗憾。

相关分析结果显示,人格特征的精神质和神经质与职业倦怠的三维度呈现显著正相关,而内外倾维度与职业倦怠呈现显著负相关,这一结果与王侠和李建明对 ICU 护士、梁小花对高职院校辅导员、郭长华和刘晓林对监狱警察、尹晓明对中学教师关于人格特征和职业倦怠的研究结果一致,可以得出社区医生人格特征和职业倦怠的关系并不具有特异性,而是普遍人群的共同特征。

国外研究表明,个体人格特征是职业倦怠一个不可忽略的影响因素。在同一工作环境中,管理相同、教育和经验背景相同的个体对相同的压力源通常有不同反应,这说明具有某些人格特征的人容易成为职业倦怠的高发群体(Btihler & Land,2003)。本研究结果与此相符。艾森克认为,具有精神质(P)特征的个体往往会表现为自我中心、冷漠、冲动、敌意、攻击性等，这样在与人交往时也会出现冷漠等现象；内外倾向 E 分高即外向的人的特点，主要表现为诙谐、活泼、机智、乐观和其他一些表示喜欢与人交往的特质，除此之外，外向的人皮层唤醒水平低于内向的人，结果他们的感觉阈限比较高，因此对感觉刺激反应小，在面对工作重压下，较少地感受到来自工作的压力，并抑制情感衰竭和成就感降低；神经质(N)分高的人倾向于情绪的过度反应，并且在情绪唤醒后很难恢复正常水平，他们经常抱怨如头痛、背痛等躯体不适和担心、焦虑等不明确的心理问题。因为个人人格特质的特异性，通过本研究也可以得出 P 分高、E 分低、N 分高的人更容易职业倦怠。

在控制了与社区医生可能有关的人口统计学变量之后，神经质可以正向显著预测情感衰竭和人格解体，精神质可以正向显著预测人格解体和成就感降低，而内外倾可以负向显著预测情感衰竭和成就感降低。因此，本研究建议将人格特征的测量作为人才选拔和配置的工具之一，可以更好地建设社区医生团队，提供优质的社区公共卫生服务。除此之外，人格特征也是人们应对工作压力的有效心理资源之一，所以社区医生个体不要受制于自身人格特征而被动地适应工作环境，而应该积极主动地尝试利用自己的人格特征的优势和特色去适应社会环境，应对社会压力(刘乐功)。

另外，通过对社区医生人格特征现状的调查可以看出，P 分高、E 分低、N 分高的社区医生约占调查样本的 1/3 左右，提示相关决策部门可以多加关注此群体的职业倦怠状况，提前预防。

相关分析结果表明，越采取积极的应对方式，人格解体和成就感降低现象越不严重，越采取消极的应对方式，职业倦怠现象越严重，回归分析结果显示，积极应对方式能够负向预测成就感降低，且消极应对能够正向预测人格解体和成就感降低的发生，这与黄云、马辉和张宁对社区医生的职业倦怠情况研究结果一致。国外许多研究 (Polman, Borkoles & Nicholls, 2010; Prati, Pietrantoni & Cicognani)表明，采用自责、寄托于宗教以及回避型的应对方式会促进高职业倦怠的发生。而 Giinttsen 和 Tistiin 也将认知型的应对方式作为一项措施对职业倦怠水平较高的护士进行了干预，结果发现经过干预的护士，情感衰竭的现象有明显下降，虽然在 6 个月后情感衰竭水平又有所上升，但是采取重复干预的措施可以有效地缓解职业倦怠，其中认知型的应对方式主要包括找到问题的解决方法、倾诉、寻求建议等积极的应对方式。

根据解亚宁对所编制简易应对方式量表的看法,他认为所谓积极和消极是相对的,并不是积极的应对方式就一定有积极的后果,或消极的应对方式就有消极的后果,不同的应对方式,在不同时间和情景,在不同的人身上,会有不同的结果,需要根据不同的情境进行探讨。根据本研究的结果,除积极应对方式中的第六条"坚持自己的立场,为自己想得到的斗争"与情感衰竭维度呈显著正相关外,其余均为积极应对方式可以负向预测职业倦怠,而消极应对方式可以正向预测职业倦怠,由此可以看出,对于社区医生群体的职业倦怠现象,多采取积极应对方式,少采取消极应对方式可以有效缓解职业倦怠的产生。

关于应对的理论有很多,主要有过程理论、特质性应对理论、情境特征应对理论,其中的特质性应对理论认为应对策略有一定的跨情境稳定性。近期的研究者则认为,人格特质的跨时间跨情境稳定性作用于应对行为,使得应对策略也具有跨时间和跨情境的稳定性(张治玲,甘怜群)。而本研究的结果与此理论相符,相关分析结果显示,人格特征的精神质和神经质与积极应对呈负相关,内外倾与积极应对呈正相关,而精神质和神经质与消极应对呈正相关,内外倾与消极应对呈负相关,通过进一步的多重回归分析也可以看出精神质可以负向预测积极应对,可以正向预测消极应对,而内外倾可以正向预测积极应对,神经质可以正向预测消极应对。

本研究假设工作负荷和应对方式在人格特征和职业倦怠之间起中介作用,经过路径分析显示,只有工作负荷和消极应对是显著的中介变量。人格特征对职业倦怠的作用机制,除了直接作用外,更多的还有通过工作负荷和消极应对的间接作用。

虽然以往文献曾经考察过不同群体人格特征、应对方式、工作负荷等对职业倦怠的影响,但对应对方式、工作负荷在其中所起的作用涉及较少。本研究的回归以及路径分析结果显示,控制了人口统计学变量之后,精神冷漠、性格内倾、情绪不稳定、不采用积极应对方式、采用消极应对方式的社区医生更容易职业倦怠。影响社区医生情感衰竭的直接因素有神经质和工作负荷,提示情绪不稳定,对各种刺激的反应都过于强烈并且感到工作负荷大的社区医生,较易发生情感衰竭;影响人格解体的直接因素有精神质和消极应对,提示自我中心、冷漠以及经常采取消极应对方式的社区医生更容易疏远患者;影响社区医生成就感降低的直接因素有精神质和工作负荷,提示精神冷漠、感知到工作负荷比较小的社区医生更容易出现成就感降低现象。除此之外,人格特征各因素还有通过工作负荷和应对方式对职业倦怠的间接作用,即精神质的个体越容易采取消极应对方式,从而促进了人格解体的发生,神经质程度高的个体容易采取消极应对方式,进一步促进了人格解体的发生;另外,外向的社区医生更容易感觉到高度的工作负荷,进一步减少了成就感降低的发生,这其中工作负荷完全中介了内外倾和成就感降低的关系。通过路径图还可以看出,虽然采用积极的应对方式可以有效地缓解职业倦怠的发生,但是消极应对在其中所起的作用更大,因此,社区医生要加强对积极应对的学习,避免采用消极应对方式。这一结果表明,人格特征影响职业倦怠的工作机制是复杂的,工作负荷和应对方式在其中起了重要作用,扮演了中介的角色,也提示我们与个人有关的因素虽然能够独立影响职业倦怠的发生,却又是相互关联的。

Harrison 提出的社会胜任模式（social competence model）、Carroll 和 White 提出的生态学模式（ecological framework）以及 Leiter 和 Maslach 提出的人–岗匹配模型,均是从个体与工作情境间的互动关系出发来探讨职业倦怠的,认为职业倦怠并非从事某些工作的必然结果,而是个人和组织环境的互动发生了失调,可能是个人能力不能胜任此份工作,也可能是个人所具有的特质和态度与工作环境不符。因此,本研究研究了少有人研究的社区医生的工作负荷和应对方式在人格特质与职业倦怠之间的中介作用。这个结果与日本学者 Jin Narumoto 等对老年人专业护理人员的倦怠调查结果一致。总体而言,本文中介效应的发现具有一定的理论意义:该结果初步揭示了人格特征会部分通过工作负荷和消极应对作用于职业倦怠的具体过程和机制。同时,丰富了职业倦怠的人格影响机制理论。因此,在今后的职业倦怠预防和干预工作中,不仅可以从工作特征入手,而且要重视人格特征的影响,社区医生要加强心理学相关知识的学习,培养健康的人格,采取积极的应对方式,改变不合理的认知,提高自己的身心素质。

(1)社区医生职业倦怠的检出率比较高,职业倦怠现状堪忧。社区医生所感受到的工作负荷为中等偏低程度,与二、三级医院医生相比,成就感降低现象非常严重。社区医生中高精神质、内向、高神经质人格特征的约占 28.3%。另外,社区医生会更多地采用积极应对方式而较少的采用消极的应对方式。

(2)社区医生人格特征、应对方式、工作负荷和职业倦怠之间相关显著。人格特征的精神质与工作负荷呈显著负相关,而内外倾与工作负荷呈显著正相关;人格特征的精神质和神经质与应对方式的积极应对呈显著负相关,内外倾与积极应对呈显著正相关，精神质和神经质与应对方式的消极应对呈显著正相关，内外倾与消极应对呈显著负相关；工作负荷和积极应对呈显著正相关；人格特征的精神质和神经质与职业倦怠的各维度(情感衰竭、人格解体、成就感降低)均呈现显著正相关，内外倾与职业倦怠的各维度(情感衰竭、人格解体、成就感降低)均呈现显著负相关；工作负荷与情感衰竭呈显著正相关，与成就感降低呈显著负相关；应对方式中的积极应对与人格解体、成就感降低呈显著负相关，消极应对与职业倦怠三维度(情感衰竭、人格解体、成就感降低)均呈显著正相关。

(3)社区医生人格特征、应对方式、工作负荷可以显著预测职业倦怠。神经质、工作负荷、内外倾对社区医生的情感衰竭有显著的预测作用；消极应对、精神质、工作负荷、神经质对社区医生的人格解体有显著的预测作用；积极应对、精神质、内外倾、消极应对、工作负荷对成就感降低有显著预测作用。

(4)工作负荷和消极应对在人格特征和职业倦怠之间起中介作用。工作负荷完全中介了内外倾和情感衰竭、成就感降低的关系；消极应对部分中介了精神质和人格解体的关系，完全中介了神经质和人格解体的关系。

(贾卓敏　艾　星　刘　刚)

第六章 医务人员的心理和谐及其在心理资本影响职业倦怠中的作用机制探究

2013年8月份,中国医院协会发布了《医院场所暴力伤医情况》。该调查显示在全国30个省份,参加受访的316家医院中90%以上的医务人员遭遇过谩骂、威胁。2003年至2012年,恶性暴力伤医事件在我国共发生40起,单2012年就有11起发生,共造成7人死亡,28人受伤。从2008年至2012年,这5年期间,我国医患暴力冲突从48%上升至64%。在受访的医院中,针对医疗工作者的暴力袭击,主要包括口头辱骂、威胁、殴打乃至于凶杀事件的平均数量从21件增至27件,数量增加了3成。2013年10月,连续10天内竟发生6件伤医事件。这些恶性伤医事件多发生在大型、综合性医院,除误诊、误操作,患者诊疗费用高等原因外,医务人员的服务态度差也是导致医患纠纷的重要导火索。出现这些恶性伤医事件后,有关部门密集出台了相关措施,例如按照医务人员比例为医院配备保安人员,在医疗场所建立警铃、安检等相应措施。但是这些措施仅仅是缓和医患纠纷的外因,真正要缓解医患矛盾,需要从内因、从导火索入手,从源头上提高医疗服务质量和水平,这样才能有效、长久地改善医患关系。

医务人员作为一个特殊的职业群体,是医疗卫生服务的提供者。这一群体的行为以及心理健康水平严重影响着医疗卫生体系的运行,以及医疗机构的发展和未来,尤其是在社会高速发展时期,该群体面临着很多问题和挑战。医务人员所从事的职业人际关系复杂,并且接触频繁、密集,一天接触的患者要达到成百上千名。持续的工作压力,使医务人员长期处于工作应激状态,很容易产生消极、淡漠的情绪,并且会出现焦虑、抑郁等症状,这种情感资源过度耗竭的症状也被称作"职业倦怠"。医务人员职业倦怠是影响医患关系、导致医患关系恶化的重要原因。当职业倦怠的情况发生时,医务人员如果不重视调节自我,医院管理中再缺乏关爱与疏导,医务人员将处于情感枯竭的状态,无法较好地处理与病患的关系,时常表现出疲劳、烦躁等现象,甚至于以冷漠的态度对待病患及其家属。病患及其家属本就受病痛的折磨,需要医护人员的关心及安抚,而出现职业倦怠状况的医务人员会以恶劣的态度对待病患,激发了他们的愤怒,导致医院场所暴力状况的发生。在这种恶性循环下,恶性暴力伤医事件在我国发生的次数逐年增加,不得不引起我们的重视。职业倦怠是工作压力和工作应激的特殊表现形式,对医务人员的身心健康都产生了影响。因此,我们要及时调查医务人员职业倦怠的状况,为国家相关部门、医院管理者采取相关措施,及时降低医务人员职业倦怠和减少医患冲突提供参考。

前已述及,近年来我国学者对职业倦怠问题有所涉猎,针对心理资本对职业倦怠的影响,有部分学者进行了实证研究。但关于心理和谐对医务人员职业倦怠的研究还很少,特别是关于心理和谐的实证研究就更少。因此,本研究希望能弥补这一不足。我们计划在梳理心理资本、职业倦怠的相关文献的基础上,编制适合我国国情的医务人员心理和谐问卷,探查我国医务人员心理和谐的状态,并从实证层面上对医务人员群体的心理资本、心理和谐以及职业倦怠状况进行分析,探讨三者之间的关系,进一步考察医务人员心理和谐在心理资本影响职业倦怠中的作用机制,本研究包括以下几个方面:

(1)编制医务人员心理和谐问卷,对心理和谐结构维度进行探讨,通过文献分析、预测和正式调查等步骤对心理和谐维度进行构建,编制适合我国国情的医务人员心理和谐问卷,并对问卷的信效度进行测量。

(2)了解医务人员职业倦怠的现状,探讨不同人口学特征变量在职业倦怠各维度上的差异。

(3)探索心理资本及其各维度对职业倦怠的影响,心理和谐及其各维度对职业倦怠的影响。

(4)探索心理和谐在心理资本对职业倦怠的影响中的中介作用。

自2004年心理资本的概念被提出,该理论一直是西方人力资源管理领域研究的热点,并已经取得了较大的研究成果。其中包括了心理资本的概念、结构与测量,以及与之有密切的相关研究。其中,心理资本与职业倦怠的关系研究也比较多,因此研究者转为考察更深层面的机制,探索影响二者关系的中介变量,以揭示心理资本影响职业倦怠的心理机制。在我国关于此方面的研究还较为稀少,通过对心理资本、心理和谐和职业倦怠的理论研究进行文献梳理,我们可以发现心理和谐的研究刚刚起步。我国目前的心理和谐研究比较集中于理论以及问卷的编制方面，对心理和谐的实证研究较少，从心理学的视角研究医务人员的心理和谐更为稀少，并且没有针对心理和谐与职业倦怠的关系做相应的实证研究。因此研究心理和谐对于如何构建和谐的医疗体系也有重要的意义，首先，根据心理和谐的结构与内涵，建立科学的医务人员心理和谐指标体系，作为量化研究和科学评价医务人员心理和谐状况的依据，不仅能够提供科学评定和谐医疗体系的标准，更能丰富和谐社会的研究成果。从理论角度考虑，本研究从心理资本、心理和谐这两个可衡量的角度对医务人员职业倦怠问题进行探究，首先可以填补目前对心理和谐理论研究的不足，同时进一步丰富了职业倦怠的理论。同时，对于心理资本与职业倦怠的研究也为我国积极组织行为学等相关领域提供重要的补充。

当今社会，工作压力大、节奏快。医务人员是医疗服务的直接提供者，职业倦怠严重影响着医务人员的工作效率及服务质量，并且很可能因此影响医患关系，造成不可挽回的严重后果。早期发现医务人员的职业倦怠问题，可及早地采取干预措施来缓解职业倦怠状况，能够有效避免因职业倦怠引发的种种问题。从现实角度考虑，开展医务人员心理资本、心理和谐与职业倦怠的研究可以了解目前医务人员的心理状况以及工作情况，为医院管理提供了指导，并且为有关部门机构提供更为客观的建设性意见。探究心理和谐在心理资本影响职业倦怠中的作用机制，有助于挖掘影响职业倦怠的深层次机制，能够帮助相关学者制订更加有效的干预措施。通过研究心理资本、心理和谐来改善医务人员的职业倦怠感，提高医院以及管理部门应对职业倦怠的策略。所以对医务人员心理资本、心理和谐、职业倦怠及其三者的关系进行实证研究，有助于科学地认识三者之间的内在联系，为降低医务人员的职业倦怠提供切实有效的指导。

医务人员作为救死扶伤的特殊群体，医务人员心理和谐的程度严重影响着医疗救助活动的正常实施以及与病患的密切关系，其作用是无法被替代的。因此，了解并设法测量医务人员的心理和谐水平对于促进和谐社会的发展，提高医疗服务的质量都有着重要的意义和价值。根据相关文献的梳理，关于医务人员心理和谐的问卷几乎没有，因而本研究尝试编制一个适合医务人员使用的心理和谐问卷，并对医务人员的心理和谐状况进行测量。

本研究经过探索性因素分析得到了医务人员心理和谐的二阶四因子结构模型。本问卷是在张玉柱对高校教师心理和谐质性分析得到的四因子模型的基础上进行构想，在经过探索性因素分析后，针对医务人员具体的职业特点，对四个维度的命名进行了调整,这与张玉柱等人的研究存在差异。该调整与医务人员群体的特殊性有密切关系,自然和谐感反映的是个体期待的与自然和谐相处、融于自然、敬畏自然的体验,相对于自然来说,医务人员长期工作在医院这个大环境下,执业环境持续恶化,给医务人员造成巨大的心理压力,严重影响了医务人员的心理和谐,故将第四个维度命名为环境和谐感。经过信度、效度的检验,所有的测量指标均良好,由此我们认为,本研究编制的医务人员心理和谐问卷的信度和效度均达到心理测量学的要求,可用于医务人员心理和谐的测量与评定。

本研究发现,医务人员的心理资本水平为4.747,处于心理资本等级4~6之间。从心理资本各分维度的情况可以看出,自我效能感的得分最高,其次是乐观,韧性的得分最低。医务人员心理和谐的平均分为3.674,处于心理资本等级3~5之间,略低于中科院心理和谐研究项目组得到的中国民众心理和谐水平(3.72分)。从心理资本各分维度的情况可以看出,人际和谐感的得分最高,其次是环境和谐感,自我和谐感的得分最低。医务人员的职业倦怠水平为1.898,处于心理资本等级1~3之间。从职业倦怠各分维度的情况可以看出,成就感低落的得分最高,其次是情绪耗竭,去人性化的得分最低。

本研究中医务人员心理资本与心理和谐水平较高,处于低度职业倦怠水平,其原因在于:首先,可能与本研究的被试样本有关,本研究的被试全部来自于河南省某四线城市的两所综合性医院,对于中小城市来说,工作压力较低,社会竞争小,整体工作环境比较安逸。再加上这两所综合性医院近年来针对员工的心理健康教育问题持续开展了讲座和培训,也这是本研究中医务人员心理资本和心理和谐水平较高的原因。

根据数据分析,不同岗位类别的医务人员在职业倦怠总分上的差异比较大,其中医生、护士的职业倦怠高于其他医务人员,在去人性化维度上,医生得分高于护士,这与医生的职业性质有关。在当下医患关系紧张并恶化的形势下,在面对疾病和病患的诊治过程中,医生承担着较大的风险和压力,因此医生的职业倦怠水平更高。

本次研究中,是否承担着管理职位(医院的行政职位、科室主任或护士长)对医务人员的职业倦怠以及情绪耗竭和成就感低落维度的影响非常明显。承担的管理职位的医务人员在职业倦怠总分和各分维度上的得分都低于没有承担管理职位的人员,即职业倦怠的程度低于没有任何职位的医务人员。因为在我国的医疗体制下,管理岗位的医务人员普遍受到尊重,并且经济收入更高,因此在与没有承担管理职位的医务人员相比,更容易在工作中获得成就感,工作满意度更高,这与王阳等的研究结论相同。

不同技术职称的医务人员只在成就感低落维度上存在显著差异,副高及以上职称的医务人员成就感水平显著高于初级职称的医务人员。技术职称较高的医务人员的社会地位、薪酬以及福利待遇比初级职称的医务人员高,同时具有高级职称的医务人员比初级职称的医务人员的升职以及担任管理岗位的机会更多,同时也具有更多的进修和学习的机会,因此具有高职称的医务人员成就感更高,工作满意度也更高,职业倦怠的可能更低。

根据数据显示,职业倦怠的总分在性别上不存在显著差异,这与徐甫、吴均林等人的研究结果一致。在去人性化维度上,男性的得分高于女性,差异具有显著性,这与男性的性格特点有关系,男性一般给人沉着冷静、沉默寡言的特点,相对于女性来说,亲和力更弱,理智感更强,更容易给人不可接近的感觉。

Maslach 等总结以往研究后指出,人口学变量中,年龄与倦怠相关并且越年轻的员工倦怠水平越高。在此次研究结果中,年龄也是影响医务人员职业倦怠的主要的人口学因素,医务人员的年龄在职业倦怠的总分和各维度上均具有统计学意义($P<0.5$)。在去人性化维度上,31~40 岁医务人员的去人性化高于其他年龄组,而且得分显著高于年龄小于 30 岁的医务人员。主要原因在于日常工作中年龄大于 40 岁的医务人员不会被安排较重的工作,工作压力多集中于小于30 岁和 31~40 岁年龄阶段的医务人员上。而处于 31~40 岁年龄段的医务人员具备一定的工作经验,科室工作中出现的紧急和突发的问题都需要他们作为主干力量去解决,长期与病患及其家属打交道,导致他们出现麻木不仁的态度。而在职业倦怠总分上,31~40 岁的医务人员得分显著高于年龄超过 50 岁的员工,也印证了工作压力主要集中与低年龄段的医务人员身上,因为相对于较大年纪的医务人员,他们的体力、精力都比较充沛,更具备能力较好地完成日常的工作和任务。

不同婚姻状况的医务人员在职业倦怠总分以及情绪耗竭和去人性化维度上分数存在差异,已婚的医务人员分数都显著高于未婚的医务人员,即已婚的医务人员职业倦怠程度高于未婚的医务人员。这与吴俊平的研究结果不同,主要原因在于已婚的医务人员具备更多的社会角色,同时也增加了更多的社会、家庭义务,除了要与病患进行沟通外,还要投入更多的精力和时间来照顾家庭和孩子,因此已婚的医务人员情绪耗竭得分更高,职业倦怠的情况也更严重。

不同工龄的医务人员在职业倦怠总分及3个分维度上差异比较大,工作年限11~20年组的情绪耗竭记分最高,并且显著高于工龄30年以上的医务人员。医务人员职业心态想要达到成熟和稳定需要及其漫长的过程,大约需要10年左右,而工龄10年左右的医务人员经验丰富而且年富力强,是职业生涯的黄金时期。工龄11~20年的医务人员所掌握的知识虽然比较丰富,但是整个科室的压力都集中在他们身上,遇到的棘手问题也比较多,所掌握的知识还不能自如地应对工作的需要,因此承受的压力比较大,需要不断地完善与提高,所以相对于工龄较低和工龄较高的医务人员职业倦怠情况更加严重,这与常青的研究结果一致。

相关分析表明,医务人员心理资本及其因素自我效能感、希望、韧性、乐观,心理和谐及其各因素人际和谐感、自我和谐感、社会和谐感和环境和谐感,二者及其分维度与职业倦怠的三维度情绪耗竭、去人性化、成就感低落之间呈显著负相关。这说明医务人员心理资本越高、心理和谐程度越高,其职业倦怠程度即情绪耗竭、去人性化、成就感低落也就越低,这与一些学者的研究结果一致。其中闫丽娜,苏便苓等通过对河北省101名医护人员心理资本、应对方式以及职业倦怠进行研究,结果表明心理资本与职业倦怠呈显著负相关。郭明慧研究了中学教师心理资本、工作内容对职业倦怠的影响,结果表明心理资本与职业倦怠成显著负相关,并且心理资本里的乐观维度与职业倦怠的相关作用最为显著。闫晓飞、何丹、王一娟等针对员工进行了心理资本与职业倦怠的调查,研究结果表明心理资本的各维度与职业倦怠成显著负相关,并且心理资本对职业倦怠的3个维度都有负向的预测作用,缺乏心理资本的员工会导致严重的职业倦怠。通过文献整合梳理,很多学者通过实证研究都得出了心理资本与职业倦怠的关系,即两者成显著负相关,并且心理资本对职业倦怠也具有负向的预测作用。

国内的一些研究仅仅探讨心理资本与职业倦怠两个变量之间的关系,而对心理资本、心理和谐和职业倦怠三者之间的作用机制并没有做深入的探讨,这也正是本研究感兴趣的一点。通过回归分析发现,心理资本总分对职业倦怠的预测作用极其显著,对职业倦怠的解释率为25.1%。心理和谐总分对职业倦怠的预测作用极其显著,对职业倦怠的解释率为25.2%。心理资本与心理和谐相互作用,共同影响职业倦怠,通过解释率可知,心理和谐对职业倦怠的影响程度大于心理资本对职业倦怠的影响程度,因为心理资本是一种类状态(state-like)的心理特质,但是心理和谐作为心理健康的重要体现,甚至一些学者认为,心理和谐就是心理健康的本质特征,它反映了医务人员整体的心理状态,能更为有效地影响职业倦怠。对于医疗机构来说,提高医务人员心理和谐迫在眉睫,降低职业倦怠的水平,能够减少医疗事故和医疗纠纷的发生,能够提高医疗服务水平。

对于心理和谐在心理资本与职业倦怠的效应分析可知,心理和谐在心理资本与职业倦怠中具有部分中介效应,即心理资本对职业倦怠的中介效应不完全通过中介变量心理和谐的中介来达到其影响。心理资本对职业倦怠有直接效应,中介效应占总效应的比值为:$effectm=ab/c=0.491×0.338/0.502=0.3305$,即中介效应占了总效应的33.1%。这说明,心理资本较低出现导致产生的职业倦怠,其部分是经由心理和谐影响的,心理资本对职业倦怠具有负向影响,而心理和谐对职业倦怠也具有负向影响作用。因此,过低的心理资本水平会导致心理和谐的降低,进而引起较严重的职业倦怠。可见,通过提高医务人员的心理资本水平有助于其心理和谐的提高,从而对降低医务人员的职业倦怠具有积极的作用。

本研究采用李超平和时勘修订的中文版职业倦怠问卷,测量该问卷的信效度。心理资本的测量采用 Luthans 等编制、李超平翻译的心理资本问卷(PCQ-24)测量其信效度,并且编制医务人员的心理和谐问卷,对问卷的结构和信效度进行检验,研究医务人员心理资本、心理和谐与职业倦怠的特征,分析人口统计学变量对职业倦怠的影响,探讨心理资本、心理和谐对职业倦怠的影响,以及心理和谐在心理资本对职业倦怠影响中的作用。研究结论如下:

(1)医务人员心理和谐是一个包括人际和谐感、社会和谐感、自我和谐感、环境和谐感的二阶四因子模型。本研究编制的医务人员心理和谐问卷的信度和效度均达到心理测量学的要求,可用于医务人员心理和谐的测量与评定。

(2)医务人员处于低职业倦怠水平,职业倦怠及其各维度在岗位类别、管理职位、技术职称、年龄、工龄等人口统计学变量上存在显著的差异。

(3)心理和谐在心理资本对职业倦怠的影响中起到部分中介作用。

本研究从职业倦怠中介变量的角度,寻找能够降低职业倦怠的方法。与以往研究从客观因素(如:工作压力,工作要求)的角度来寻求降低职业倦怠的方法有很大的区别,本研究从内在、主观的因素出发,比如本文提到的心理资本、心理和谐,探索内在因素影响职业倦怠的作用机制。研究结果显示,医务人员职业倦怠与心理资本、心理和谐及其分维度呈显著负相关。心理资本的提高可以降低职业倦怠的产生,提高心理和谐水平能够减少职业倦怠情况的发生。为了有效降低医务人员的职业倦怠,就需要医疗机构和管理部门充分了解医务人员心理资本、心理和谐的情况和特点,从提升心理资本,提高心理和谐的角度出发来降低职业倦怠水平。因此,本文提出以下两个方面的建议,以供参考:

一、增强医务人员的心理资本

本研究发现,心理资本以及希望、乐观两个分维度都能够降低医务人员的职业倦怠。当工作任务和工作压力等客观因素很难改变的时候,从心理资本的角度来降低医务人员的职业倦怠感就显得十分必要和有效。高希望的医务人员在工作中具有更加明晰的目标,并且能够针对自己的目标做出努力,即使在努力的过程中受到挫折和打击,也能够自行解决或向外寻求帮助来克服困难,并解决问题。在此过程中,他们不会轻易地放弃,因此,具有高希望水平的医务工作者产生职业倦怠的可能性较低,并不会出现中高水平的倦怠感。在工作中科室主任、护士长等医疗机构的管理者应该通过以下办法来开发和培育科室员工的希望:设置明确的、有弹性的工作任务和工作目标;在科室内部实行奖励机制,激励员工更加投入地开展工作;在员工实现设置目标的过程中,管理者及时提供实现目标所需要的资源,必要时为员工提供帮助。高乐观的医务人员在工作中遇到消极事情或者是工作中遇到挫折时,会将这些问题或事件的发生归因于外部的、暂时的因素,他们对于工作会保持一种乐观的态度。因此,在遇到工作要求高、任务重的情况时,高乐观的医务工作者会把自己失败的原因归因于事件本身,并期望下次遇到此类问题时能够顺利完善地解决,所以,此类医务人员产生职业倦怠的可能性较低。而低乐观的医务人员将工作的失败归因于自身的能力,继而产生消极懈怠的情绪,不能认真地对待工作,降低对自身的要求,从而导致了成就感低落,大大增加了职业倦怠产生的可能性。因此,医疗机构应该定期对医务人员进行培训,也就是帮助员工培养乐观的归因方式,从而逐渐提高医务人员的乐观程度。

二、提升医务人员的心理和谐

心理和谐主要包括人际和谐感、社会和谐感、自我和谐感和环境和谐感4个方面。为了提高医务人员心理和谐水平,从而降低职业倦怠感,医疗机构首先应该提供一个良好的从业环境,营造一个尊重员工、理解员工、关心员工、爱护员工的良好氛围,提供让员工发展、提高的工作环境,让医务人员能够舒心安心地工作。除了提供良好的工作环境外,医院还应建立重奖技术人才的机制,畅通学习深造的平台,促进员工与医院共同发展。其次,各科室主任、护士长应该定期组织科室人员进行沟通与交流,科室内部出现问题与矛盾时,应该积极地解决,科室成员间有效地进行沟通了解,才能更好地配合实施医疗救助和治疗。再次,员工个人的心理和谐是人际和谐、社会和谐的基础,只有个人身心健康,才能更好地完成工作,对患者实施救助。当医务工作者出现各种消极情绪时,就容易对工作生活失去希望,怨天尤人,为周围的人带去负面情绪。而医务人员接触最多的人群就是病患,一旦他们心理健康出现问题,就容易与患者及家属产生各种矛盾,不能与他人和谐相处,并制造各种矛盾冲突,严重时甚至危害社会的和谐稳定。因此,解决此类问题可以在医疗机构引入员工帮助计划(EAP),通过定期组织医务人员进行筛查和诊断,及时发现员工各种心理问题。为出现心理和行为问题的员工提供专业的指导、培训和咨询,帮助员工提高心理健康水平,增进心理和谐,预防各类心理问题的产生。

虽然本研究对医务人员的心理资本、心理和谐和职业倦怠的关系进行了详细的探讨,取得了一些的成果,但是仍然存在一些不足。

(1)在样本的选择上,考虑到取样的方便易行性,并由于时间精力各方面的限制,本研究选取了两所综合性医院的医务人员进行数据的收集和统计分析。虽然考虑到人口学变量的均衡问题,但因为种种条件限制不可能涵盖完全,因此在数据的广泛性上存在一定的局限。

(2)通过文献的梳理与分析,关于医务人员心理资本、心理和谐和职业倦怠的实证研究较少,可供借鉴的经验有限,关于三者的研究有考虑不周全的部分,例如,医务人员心理和谐问卷的适用性是否广泛,以及三者之间影响机制的解释是否有力。

(3)在数据的统计分析上,本研究采用了描述性统计、t检验、探索性因素分析、验证性因素分析、方差分析、相关分析以及回归分析和中介作用的检验等方法。由于研究水平的有限,故在数据分析上有待提高完善。

(4)本文所做的是横断研究,由于主要采用问卷调查法,我们必须以严谨的态度对医务人员心理资本和职业倦怠因果关系做推测,如何阐释他们之间的因果关系,未来还需要进行纵向研究或者实验研究。

(贾卓敏　艾　星　刘　刚)

第七章 二级甲等医院合同制护士工作压力、职业倦怠与离职倾向的相关性研究

　　合同制护士是指经医院考核聘用的、具有中华人民共和国护士资格的非在编护士,是在我国护理人力资源严重不足的情况下,医院为解决护理人员不足而从社会招聘的以合同契约形式为劳动关系的护士。由于国外社会背景、制度及文化等方面与我国不同,护士用工性质上不存在在编与合同制之分,合同制护士是我国人事制度改革下的特定产物。随着事业单位人事制度改革的进一步深入,合同制护士在护理队伍中的比例将会越来越大。随着合同制护士逐渐增加,一些医院为减少护士人力成本,以每月几百元至千元左右的工资聘用合同制护士,正规编制的护士逐渐被临时聘用的合同制护士所代替,形成了医院内一支同工不同酬的特殊队伍,但是合同制护士在社会地位、经济待遇及管理方法等方面都与在编护士有较大的差别,如何缓解合同制护士的工作压力以及压力过大带来的不良后果成为各个医院面临的难题。

　　我国目前正处于向工业化社会过渡的阶段,经济快速发展,社会急剧变化,组织变革加快,职业不稳定感加剧,使得护士感到前所未有的工作压力、工作倦怠而导致护理人员离职。离职倾向问题已成为护理人力资源研究领域的一个热点问题。因此,开展关于合同制护士离职倾向的课题研究具有指导实践的意义。

　　本研究以合同制护士为对象,结合我国护理事业发展面临的严峻形势,关注护理人员短缺问题,通过调查合同制护士工作压力、职业倦怠和离职倾向的现状,分析工作压力、职业倦怠和离职倾向的相关性,为医院护理人力资源管理提供有效参考。本文着重调查二级甲等医院中,合同制护士目前的工作压力下产生职业倦怠与离职倾向的关系。

　　研究合同制护士的工作压力、职业倦怠和离职的现状;探讨合同制护士的工作压力、职业倦怠和离职倾向的影响因素;分析合同制护士的工作压力、职业

倦怠对离职倾向的影响。

目前,护理人力资源短缺、流动性大成为全球面临的共同问题之一。《中国护理事业发展规划(2005—2010年)》中明确指出,医院可以配备少量合同护士,但要以编制内护士为主。然而,近年调查发现事实情况不容乐观:据安徽省卫生厅2005年组织的一项调查,全省聘用合同制护士的数量平均已达到50%~70%;于冬梅等调查显示我国合同制护士人数已占医院护士总计的63%~85%。护士本来就是一个高职业压力的群体,护理工作繁杂辛苦,技术性强,作息不规律,责任心重,风险性大,而且由于工作压力大,导致护士频繁改行,甚至赋闲于家中也不愿重返护理工作岗位,严重影响了护士队伍的稳定和发展,导致护理人员离职率逐年增加。近年来,国内外的研究均发现护士离职倾向处于较高的水平。Finlayson等对新西兰护士的调查结果显示,很多护士对工作不满意,工作压力大,得到的支持少,都表示想要离开目前的护士岗位。最著名的研究是欧洲的"护士离职研究(Nurses' Early Exit Study,NEXT)。研究始于2002年,11个欧洲国家同步开展研究,对39 689名护士进行了前瞻性调查,发现15.6%的护士有离职意愿。美国南加利福尼亚州立大学F.M医院的华晓芬对全美8400名注册护士进行调查发现,所有在职的注册护士43%考虑3年内离职。Hasselhorn对欧洲10个国家的护士调查发现,14%护士经常有离职的想法。在芬兰,15%的护士产生离职的想法的频率为一个月几次甚至更高。在我国,护士离职的现象也越来越严重,我国合同制护士的离职率高达58%,有意向离职的占现有聘用人员的52.7%~87%。Hong Lu等对北京512名注册护士的调查发现71.9%的护士有离职倾向,而合同制护士的离职率则更高;王秀菊等研究表明合同制护士有离职意向的占68.5%。由于合同制护士占护士比例越来越大,合同制护士的稳定性决定了医院整体护理队伍的稳定性,也直接影响到医院护理质量的提高。护理人员的高流动率和离职可致护理连续性的中断,护理效率的降低,增加医院成本,影响患者的安全,带来护士工作的潜在危险,甚至影响到整个护理事业的发展。此外,护士的离职还可以影响其他护士的士气和护理质量。已有的研究表明高工作压力、低工作满意度与护理人员的流失有一定的相关性,而高强度的职业压力会带来工作倦怠感。本研究调查显示,工作压力和职业倦怠与离职倾向有直接相关性。刘伟等研究结果显示,护士职业压力与工作倦怠有显著的相关性,它在一定程度上可以预测其职业倦怠,工作压力越大,职业倦怠感的程度越大。国外研究显示,1/3的护理人员有职业倦怠。国内护士职业倦怠的发生率为55.1%~59.1%，同时有研究发现，倦怠不仅与多种心理和生理健康问题有关，还影响个体的工作，造成工作满意度降低、工作效率下降、缺勤甚至离职，职业倦怠与离职意愿存在直接因果关系。

离职倾向作为离职行为的一个非常重要的预测变量，对离职行为的发生有很好的预测力。Price 在对多个学科中关于员工离职研究文献回顾的基础上建立起离职动因模型。在 Price 的模型中，离职最根本的影响因素是收入水平、个体参与组织的程度、非正式沟通、正式沟通和集权程度。影响合同制护士离职倾向因素也是多维化的，护理人员离职倾向的影响因素大体有 4 个方面：个体差异因素；组织因素；个体与组织适合性因素；外部环境因素。国内外对后三个因素研究不多。而个体差异因素对离职倾向的影响已有很多相关报道，主要从个人工作态度、人口统计变量及其他与个体相关的因素 3 个方面展开研究。Flinkman 等调查芬兰 147 名注册护士发现，26%的年轻护士有离职倾向，原因主要为工作疲倦感、缺乏发展机会、缺乏专业认可、低工作满意度、工作与家庭的冲突及工作负荷过重等。贺祺等研究表明，80 后离职意愿与劳动人事关系、工作年限、职称呈负相关，其中合同制护士、工作年限短、职称越低，离职意愿越强烈。孟丽娜等研究发现工作氛围中的团队关系、角色功能、组织文化及管理者支持对离职倾向有显著影响。申怡智调查发现临床护士人才流失的主要原因是工作压力过大、长期超负荷工作、健康状况差、工作能力不适合等。王秀菊等研究表明离职原因前三位从高到低依次为：工资报酬低、待遇差，个人发展受限；工作环境差；与患者亲属沟通困难、工作场所暴力。本研究结果表明，合同制护士离职倾向处于中等水平。不同年龄及收入、工作压力、职业倦怠对离职倾向有显著影响。

有关文献研究表明[34]合同制护士的离职倾向与年龄、工作年限、教育程度等因素的个人变量有关。本研究结果显示，合同制护士的不同年龄、不同收入都对离职倾向产生影响。不同年龄和不同收入与离职倾向有差异性，有统计学意义（$P<0.05$）。本研究 356 名合同制护士以 25~29 岁年龄组离职倾向得分最高，这与国外的研究结果不一致，但与国内一些研究结果有相似。有调查显示护士最不满意的是收入，而对离职倾向影响最大的也是收入。本研究不同收入中以1000~1500 元收入者离职倾向得分最高，本组离职倾向得分显著高于其他各组，这与国外一些研究不一致。国外的研究显示，不同年龄和不同收入的高离职倾向都集中在年龄较轻、收入较少的阶段，原因是国外的护士年龄偏大，如美国

护士平均年龄为 45 岁,加拿大护士的平均年龄为 48 岁;而国内的护士队伍比较年轻,大部分集中在中间段,也是不稳定的阶段,也可能与所处的医院的级别有关,护理人员所在医院级别也会对护士离职倾向有一定的影响。国内调查发现,三级医院在职护士离职倾向最低,而在发达国家这一现象并不显著,可能与不同的国情以及护理人员对工作的认知态度有关。而且,合同制护士在医院工作几年后,有了工作经验以后从福利待遇、受教育机会、受重视程度等方面没有太大的改善,而且目前三甲医院的待遇要高于二级医院,所以导致 25~29 岁一些经验成熟、待遇较低的合同制护士选择离职,这也是 25~29 岁年龄段、收入较低离职倾向较高的原因。本次调查不同职称、学历与离职倾向没有显著的差异,这与国内一些研究相符。经多元线性逐步回归分析,学历的高低对离职倾向有显著的预测作用,学历越高离职倾向越高,这与国内一些研究相一致。

研究结果表明,356 名合同制护士总体压力处于中等水平,这与国内外研究相符。合同制护士的压力在工作量及分配时间的维度上处于较高的压力,与目前大多数医院护士短缺,处于缺编状态,工作量大,工作负荷过重以及非护理性的工作太多有关,琐碎的事情占据了大多数的时间,主要表现在没有时间对患者实施心理护理。虽然工作量很大,很辛苦,但仍达不到患者完全满意。护理专业及工作方面的维度主要表现在护理工作的社会地位太低、继续深造的机会太少。现在社会对合同制护士工作的重要性认识不足,也不被社会重视,使护士产生失落感。同样合同制护士与正式护士很少有晋升、继续学习和参与医院管理的权力。经多元线性逐步回归分析,患者的护理方面对离职倾向有显著的预测作用。疾病的护理与观察,与患者之间的沟通和认可是影响合同制护士离职的主要因素。目前,人们对健康的需求越来越高,护士承担的角色越来越多导致护士身心疲惫,工作效率下降,工作压力也随之产生。

经 Pearson 相关分析,结果表明工作压力与离职倾向呈正相关,即合同制护士工作压力越大离职倾向越高,主要表现在工作量及时间分配、护理专业及工作方面、患者护理方面、管理及人际关系方面的压力。与在编护士相比,合同制护士不被社会重视,医院为了节约人力资源成本,使合同制护士福利待遇低下,不能同工同酬,很少有机会外出学习、参加职称的晋升,没有参与医院管理的权力,而且工作负荷过重,非护理性的工作太多,临床工作风险又高。虽然工作很辛苦却常常得不到患者的尊重。护理管理者也常常用特殊的方式管理合同制护士,对合同制护士的理解和支持也不够。这些都可以导致工作压力越来越强,使护士产生自卑感和失落感,没有成就感,感到极度疲惫、对患者越来越冷漠,没有主人翁意识,得不到重视,甚至还要受到歧视、前景渺茫。在无望的情况下,他们的思想开始动摇,跳槽、改行甚至离职,使离职率不断增加。这一研究结果与国内的许多研究相同。

本研究结果表明,合同制护士职业倦怠处于较高水平,主要表现在去个性化得分最高,情绪耗竭其次,这两个维度得分越高,职业倦怠感越强,而职业效能得分最低。但职业效能得分越低,则职业倦怠程度越强。情绪耗竭是代表倦怠的个人应激维度,是工作倦怠的核心成分,表现为个人的情感资源与生理资源被耗尽,感到情绪情感处于极度疲劳状态。去个性化代表倦怠的人际情境维度,表现为护士以消极、冷漠或极度疏远的态度对待患者、同事等,对患者缺乏同情心,把人当作无生命的物体。职业效能代表工作倦怠的自我评价维度,表现为个体感觉自己对工作不胜任、工作无价值、无意义、缺乏个人成就感以致职业动机和热情下降,导致离职以及应付能力降低等,使护士表现为对工作对象冷漠、工作成就感降低以及消极地评价自己,会直接影响护理质量、同事关系、医患关系、自身职业的发展和生活等。

本研究结果表明,工作压力与职业倦怠呈正相关——工作压力越大,职业倦怠感越强。因为护士的社会地位低、继续教育的机会少、待遇低,常年倒班使得护士的情感处于一个极度疲劳的状态。护士的工作量太大、非护理性的工作会使护士变得冷漠无情,工作经常处于一种紧张状态,老是担心自己的工作出错或者是患者及家属出现这样或那样的问题,使护士持续处于身心疲惫的状态。结果表明工作压力越大,职业倦怠感越强,这一结果与国内许多研究结果一致。

护士的职业倦怠问题在国外一直是职业健康研究的热点。研究结果显示,职业倦怠与离职倾向呈显著正相关。职业倦怠感越强,离职倾向越高。经多元线性逐步回归分析,职业效能对离职倾向有明显的预测作用,即成就感越低,离职倾向越高。356名合同制护士的职业倦怠感处于较高的水平,即职业倦怠感越强,离职倾向越高,这与欧洲 NEXT 的研究职业疲惫感与离职意愿有很强的相关性相符。职业倦怠也是引起护士工作胜任度下降、护士离职、人力资源短缺的主要因素。研究表明工作压力和职业倦怠对离职倾向有预测作用,减轻工作压力可以减少离职倾向。

管理是一种控制行为,而激励是一种促进措施。合同制护士所占比例越来越高,在一定程度上决定护理人员的稳定性,减少合同制护理人员流动也是保持护理队伍稳定性的主要因素。人事制度的改革以开放限制编制作为激励机制是稳定合同制护士人心的重要举措,而且管理者要充分应用报酬激励和成就激励机制,提供更多的深造机会,鼓励合同制护士参与制订医院的政策和目标,及时发现护理人员优点并予以表扬,充分调动其工作热情,激发主观能动性。

福利待遇低下是国内普遍存在的第一大要素,有调查显示,护士最不满意的是收入。管理者要积极地缩短与正式护士福利待遇的差距,做到同工同酬,改善合同制护士的生活待遇,如福利、工资、津贴、补助、各种保险,提高待遇和地位,满足合同制护士的最基本的物质生活需要,以稳定护理队伍。

合同制护士的直接领导者是护士长,护士长的管理风格和管理方式直接影响合同制护士的离职行为,调查显示,传统的经验型管理模式与离职倾向存在明显的线性关系。在护理管理中,新的管理模式主要表现在描述愿望、高期望、智力激发、鼓励合作、个性化支持、以身作则6个方面。这种变革型领导行为通常会使领导者与下属之间保持一种积极主动并富有情感的关系。Force指出,这种变革型领导行为与护士的离职倾向明显相关,即护士感知到的护士长变革型领导行为程度越高,离职倾向越低。这种良好的沟通关系可以使下属意识到工作结果的重要性和价值,全身心的追求组织的共同目标。因此,在工作中,护士长应该让情感在合同制护士的管理中发挥最佳作用。

通过教育干预,使合同制护士学会自我调节,提高个体应变能力。学会自我减压,提高排解不良情绪的能力,培养健康的人格和工作态度,以健康愉悦的心态高效工作。在调控的过程中组织可以借鉴的措施是员工帮助计划(Employee Assistant Program,简称EAP)。EAP的服务被越来越多的企业所接受,并为解决企业员工职业压力提供更多的帮助,以达到双方心理上的默契,达到企业与员工的双方共赢。

由于本研究受到地域、研究时间和资源限制,选择的样本量偏少,不能够完全代表当地的调查水平,存在一定的局限性。今后的研究需要进一步扩大样本量,同时护士离职倾向的前瞻性干预性研究、医院与合同制护士共同成长的和谐局面是本研究需进一步探索的方向。

(艾　星　贾卓敏　许秀萍)

第八章 城市公立医疗机构医生工作满意度、职业倦怠与离职意向的关系

关于公立医疗机构的界定,在国内通常意义上是指政府举办的、非营利性的医疗事业单位,类似于英国国家卫生服务机构(NHS)和美国卫生服务体系安全网(MSN)。按照卫生部的统计口径,我国公立医疗机构包括政府举办的医院、社区卫生服务中心(站)、卫生院、妇幼保健院(所、站)、急救中心(站)及专科疾病防治院等类别。由于公立医疗机构具有不同于一般医疗机构的特殊性质和功能,因此在我国医疗卫生事业中居于特殊地位,发挥着独特的作用。

我国卫生事业是政府实行一定福利政策的社会公益事业,卫生服务系统是卫生事业有效运行的载体之一,而公立医疗机构作为卫生服务系统的重要组成部分,是维护卫生事业公益性的主要依托力量和实践者,担负着为我国全体社会公民提供高质量、低成本、易获取的公共卫生服务和基本医疗卫生服务,并推动医学科技的发展和创新,保障最广大人群健康需要的重要使命。

改革开放以来,我国公立医疗机构队伍不断壮大,截至 2009 年底,全国共有公立医疗机构 113 624 个,占全部医疗机构总数的 12.52%,占所有非营利性医疗机构的 20.58%。总体上这一比例不高,究其原因主要在于村卫生室、门诊部与诊所类占全部医疗机构的 90% 左右,但其多半为个体或社会举办,且规模气候较小。除此之外,在多数提供重要公共医疗卫生服务的机构类别中,公立医疗机构的数量仍占有明显的主导地位。如公立医院 9651 家,分别占该类机构总数与非营利性医院的 47.56% 和 61.38%;政府办的社区卫生服务 (CHS) 中心 3126 家,分别占该类机构总数与非营利性 CHS 的 59.93% 和 60.64%;政府办的卫生院共 38 331 个,分别占该类机构总数与非营利性卫生院的 96.73% 和89%;政府办的妇幼保健院(所、站)共 2918 家,分别占该机构总数与非营利性妇幼保健机构的96.62% 和 96.69%。以上四类公立医疗机构,无论从绝对数量及比例,

还是从这些机构提供的服务量所占内部比重来看,都是不可替代的。

我国公立医疗机构卫生人员、卫生技术人员、执业(助理)医师占各自总人数的比例均达到 65% 以上,床位数更是占总床位数的 81.64%。从经营财务指标来看,公立医疗机构资产数、净资产数、收入与支出额分别占总资产数、净资产数、总收入、总支出的比例都超过了 80%。在业务状况方面,公立医疗机构的诊疗人次、入院人数分别占总诊疗人次、总入院人数的 55.95% 和 88.71%。我国公立医疗机构规模相对较大,在人员配置、基础设施、诊疗设备及技术水平等方面都存在一定的先天优势。

根据所确立的研究目标与假设,并结合上述讨论,本研究得出以下结论:

(1)经多样本交叉检验,本研究编制的城市公立医疗机构医生工作满意度、职业倦怠与离职意向问卷信度、效度总体上符合心理学的测量要求,做修订后具备在医生群体中推广使用的价值。

(2)城市公立医疗机构医生工作士气有待提高,心理健康水平并不乐观;工作稳定性不足,但没有预期那么低;不同经济发展水平地区、不同级别机构的医生工作态度存在一定差异,但分布不具有完全一致性,且不足以解释相互关系。

(3)与个体属性因素相比,城市公立医疗机构医生工作总体满意度主要受外部情景属性要素的决定作用,31~40 岁年龄段、中级职称的医生是最不满意群体。相对而言,医生对组织管理的满意度与工作总体满意度的关系最为密切。

(4)妇产科、儿科与急诊科医生产生职业倦怠的风险相对较高,工作本身满意度、工作回报满意度与社会执业环境满意度的提高能够降低医生职业倦怠,且科室因素对医生工作总体满意度与职业整体倦怠的关系具有调节效应。

(5)医生离职意向受个体因素、对工作与组织的态度因素和外部市场条件因素的共同影响。男性、31~40 岁的医生离职意向较高,医生情感衰竭作为工作本身满意度、工作回报满意度与离职意向之间的中介变量而存在,年龄、工作易获性对医生工作总体满意度与离职意向的关系具有调节效应。

(6)作为综合性潜在概念,城市公立医疗机构医生职业倦怠对工作满意度与离职意向之间的关系产生部分的中介效应,该效应很可能主要来源于其情感衰竭维度,且该模型关系敏感性较低。

(7)机构领导的管理能力及政策水平、收入水平与分配合理性、工作属性优化与职业发展、政府责任的承担及执业环境改善是影响城市公立医疗机构医生工作态度的关键性事件,属应优先解决的问题,未来可能出现 4 类情景模式,在现有制度安排下,预测以缓慢改善或维持现状可能性较大,需加大政策干预力度。

根据实证分析及未来情景预测的结论,进一步结合对不同对象的访谈信息,针对关键性影响因素,本研究将从政府、社会、机构及医生自身等不同价值主体和层面的角度出发提出相关对策建议,以期通过多方共同努力,改进城市公立医疗机构医生对工作的满意程度,降低职业倦怠感与离职倾向,从而达到增强医生群体士气与稳定性,提高机构竞争力及改善医疗质量和效率的目的。

1.政府宏观层面

科学核准技术劳务价值,整体提高医生收入待遇标准。医生是高技术、高风险、高压力的职业,理应被赋予较高的收入。研究发现,大多数医生对自己的收入感到不满意,并且影响到他们的工作士气和稳定性,说明现阶段物质激励仍占据主要地位。在推进新医改的过程中,只有切实让医生的劳动付出普遍得到合理的物质回报,以体现医生的职业尊严,才能从根本上调动他们的积极性。

关于如何科学地补偿医院和医生的劳务,本研究认为应从3个方面入手:一是,核算医生到底该拿多少钱的标准问题,这需要有个参照系统,结合国外相关比例、国内财力及医生的期望值,目前提高并维持在社会平均工资的1.8~2倍左右比较合适;二是,在此基础上,分级确定各项技术劳务的服务价格问题,在推行基本药物制度、降低药品与设备、耗材价格的背景下,需要大幅提高人力价格回归到它们成本的本来面目,以调整重物不重人的扭曲体系,形成靠医生自己的劳动来养活自己的格局;三是,加大政府投入及转移支付力度,保障基层医生和经济困难地区公立医疗机构医生的收入待遇,满足他们的正当物质需求,以留住人才。

优化医疗执业环境,减轻医生职业风险的压力。建议:①进一步健全多层次医疗保障体系,逐步提高报销比例,同时完善公立医院补偿机制,消除其创收的压力和"红包""回扣"等现象,以减轻患者的疾病经济负担,并改善行业的不利形象,这样促进医患双方重回信任轨道,预防、减少纠纷的发生;②建立医疗执业责任保险制度,当出现医疗事故或纠纷需赔偿时由保险机构介入调查,通过医疗行业和保险业的诚信互动,将医生从巨大的风险压力中解脱出来,以实现其职业风险的社会化,依靠缓冲区的建立避免医患直接冲突;③完善现有医疗纠纷的处置机制,倡导逐步将非诉讼解决机制引入到我国医疗纠纷领域,建立一个中立、公平、便民的第三方调解机制,建议由司法部门管理和监督,以促进医疗纠纷的解决走向多元化、人性化渠道,引导医患之间相互尊重和包容,缓解医患矛盾日趋紧张的势头;④加强涉医相关立法,特别要将医生的执业安全问题上升到法律法规层面,以维护医生的合法权益与人身安全。同时,政府有关部门应加强配合,依法坚决惩罚和打击干扰医疗机构和医生正常工作秩序、严重侵害医务人员身心健康的医闹行为,以净化社会风气,避免其恶劣影响的扩散效应。

提高公立医疗机构领导的职业化管理水平,改进领导行为。研究发现,公立医疗机构医生对机构领导行为的不满意程度较高,并对其离职产生重要影响,对此需加强以下三点:①严格把关公立医疗机构管理人员、特别是领导者的选拔任用环节,应逐步摈弃由卫生行政部门直接任命的方式,鼓励采取社会化公开竞聘的形式,将既精通医疗技术业务,又对行业政策及医疗保险、财务领域比较熟悉、具备一定管理水平的人才引入机构领导岗位;②借助我国公立医院改革的契机,进一步深化产权制度改革,探索各种形式的"管办分开",一方面通过去行政化手段取缔医院领导者的官衔、级别,消除公立医疗机构的官僚习气和腐败源头,另一方面积极落实医院管理者应有的各项经营权利,如人事权、分配权等,并建立相应的绩效考核约束机制,以促进领导行为的科学化、民主化;③加大公立医疗机构领导的职业化培训力度,培训应以多种形式展开,包括官方组织的或民间的项目机会,并形成周期化的常态形式,让他们接受比较前沿的管理理论和模式,对各项行业宏观政策及市场环境保持敏感性,提高管理的职业化水平。

贯彻"强基层"的理念,降低三级医院医生的工作负荷强度。通过完善补偿政策、医保政策等措施,并积极开展社区家庭医生服务制度、社区首诊及双向转诊制度,加快城市社区卫生服务体系建设,引导一般性诊疗服务下沉,以合理分配病源流向,这样一方面可以降低三级医院医生的工作负荷,将他们解脱出来,专注于疑难杂症的诊疗和科研任务,减轻他们的工作压力和疲于应付的不适感;另一方面能够增加基层医生的工作业务量和各种考核要求,改变其失落空虚、无成就感的尴尬境地,以提高基层医生对工作意义和价值的认可。此外,本研究发现由于人力不够,妇产科、儿科与急诊科医生倦怠程度较高,政府相关部门应通过新建机构或扩大科室规模的形式,加大辖区内妇幼和急诊资源的配置力度,缓解妇幼医生及急诊医生的工作强度,提高其诊疗质量,降低医疗纠纷的风险。

2.社会中观层面

在社区范围内,有关部门或公益组织通过开展健康教育、发放医学读物等多种形式,加强对大众医学常识的普及和教育,提高群众的医疗卫生知识,使社会大众认识到现阶段医学科学的局限性和风险度,对医疗结果有科学合理的期望值,以减少医患双方由于信息不对称所引起的认知差异,使每个社会成员在进入医疗机构的时候具备成为"合格"患者的基本素质,促进医患互信和沟通。

随着社会经济的发展,媒体舆论越来越受到关注,所传递的信息直接影响到群众对医疗机构和医生的道德评价,进而左右着医生的工作感受。建议加强对社会新闻媒体的引导和监督管制,特别对涉医新闻报道实施专业审查制度,规范舆论以客观、公正的原则报道医疗纠纷事件,减少断章取义和推波助澜,同时理性评价医生群体,既要对医疗行业内的黑暗面进行批评监督,也要对正面事件及他们的生存状态、奉献精神给予充分赞扬,构建和谐舆论环境,扭转社会偏见。

加强医学社会团体及协会的建设,发挥他们在涉医法律法规制订、解决纠纷、建立责任保险等方面的话语权,保护医生的各项权利;此外,医学团体还要在各自领域内利用其专业优势和影响力,积极宣传、强调医疗卫生工作的重要社会意义,维护医生的"白衣天使"的良好形象,使他们认识到自身工作的巨大价值,从而形成内在的持久激励,以减轻倦怠。

3.机构微观层面

(1)注重岗位匹配和工作自主性,强化部门合作机制。医疗机构管理者在确定医生工作岗位时,除其专业技术特长外,还应考虑不同的个性特征,增强人与环境之间的匹配度,实现人事相宜;同时,在临床诊疗指南的制度规范下,尽可能减少外界非技术性因素的干扰,真正赋予医生的工作自主权利,维护其职业地位。此外,加强临床科室之间、临床与医技科室之间、一线科室与行政后勤部门之间的协调合作机制,在机构内建立和谐的人际关系氛围,特别是改善行政管理与后勤部门的服务质量,提高一线临床医生的工作士气。

(2)完善内部绩效考核与收入分配机制,促进公平性。Adam S.认为,分配的社会公平性程度比绝对数量对员工的影响更大;另有研究则表明,程序性公平更能预测医生对工作的满意度。因此,公立医疗机构在整体提高医生收入水平的同时,还要注重完善内部绩效考核与分配机制。收入分配是一个敏感性强的问题,应集思广益、共同参与,在一线医务人员与管理后勤人员之间、医护之间、医生内部各职称类别之间找到利益均衡点,确定统一分配标准和程序,不能因人而异或带有主观随意性,以维持分配的客观与公正。

(3)树立人本理念,重视医生的职业生涯设计。根据需求层次理论及 EGR 理论,职业发展属于人的自我实现范畴,具有更稳定、更持久的力量。随着社会发展,作为知识型员工的医生自我发展需求逐渐增强,公立医疗机构管理者应关心医生的个人发展,为医生群体提供系统、有针对性的培训和再教育机会,如外出学习、攻读学位、交流进修等,不断提高其知识和能力,帮助他们在晋升过程中获得更多筹码;同时,对医院工作及医生分工进行有意识设计,注重管理技能的培养及尝试分类管理政策的实施,拓宽医生职业路径。

(4)明确医院发展目标和核心文化,提高对医生的精神激励。Locke 的目标理论认为,当工作具有明确的目标时,能够产生较大的激励作用,引导人们去达到某种特定的结果,并显著提高绩效。公立医疗机构领导应鼓励医生群体的积极参与,在与员工的良性沟通下共同设立明确的发展目标,既包括近期目标,也包括长远目标,以此增强对医生的精神激励效果。此外,各公立医疗机构还应树立自身的核心文化理念,提高医生的归属感和稳定性。

(5)积极开展医生心理健康教育与培训,合理释放工作压力。各级公立医疗机构都应正视医生自身存在的心理健康问题,通过定期开展心理培训与辅导,使他们获得自我调节的方法;同时,医院应帮助医生处理各种类型的医疗纠纷和突发事件,内部工会等组织应为医生提供一个情绪宣泄的正常途径,保证他们的不良情绪及压力能够得以及时排除和释放,将有关心理问题解决在萌芽状态,提高医生的整体心理素质和健康水平,以保持工作热情和效率,实现快乐工作。

(6)加强对重点人群的关注,稳定医疗中坚力量。研究发现,处在 31~40 岁年龄段、中级职称者是最不满意,也是离职倾向最高的的群体。这部分人群正处于技术爬坡期,且多半为科室的中坚力量,与患者接触最为频繁,工作负荷和压力较重,应成为优先保护的对象。公立医疗机构应特别关注中间层次医生的后续成长问题,为他们进一步的职业发展提供合理空间,并在资源有限的前提下,在内部福利待遇、执业责任保险、休假制度、家庭援助计划及心理防护等方面向这部分重点人群倾斜,缓解他们的压力,以维持医疗中坚力量的稳定性。

4.医生自身层面

改变个体与改变环境同等重要。医生要学会自身调节,即使是因偶然因素选择了这个职业,也要摆正心态,努力培养自己对医学的兴趣,避免产生抵触情绪;同时,要加强和调整对自身能力与机会的认知,正视各种挑战及晋升等过程中遇到的挫折,并学会正确处理人际交往的本领,特别需要掌握医患、医护之间有效沟通的技巧,尽可能减少矛盾的产生。

此外,医生应严于律己,坚决抵制工作中各类违背道德规范和损害患者利益的违纪行为,以免遭受社会攻击引发内心冲突;应积极寻求各种社会资源的支持,合理安排时间,处理好工作与家庭之间的冲突,培养广泛的兴趣和爱好,丰富个人的业余生活,以便缓解工作带来的紧张。

本课题遵循社会学的研究思路,采用定量与定性相结合的方法,对我国城市公立医疗机构医生的工作态度进行系统调查研究,重点探讨了医生工作满意度、职业倦怠与离职意向之间的模型关系,其创新之处主要表现在:

(1)面对我国健全基层医疗服务体系和公立医院改革的大环境,本课题有针对性地选择以城市公立医疗机构临床医生为特定研究对象(同时覆盖一级、二级、三级机构)开展大规模工作态度调查,在国内尚未见到类似研究。同时,在吸收相关成果的基础上,本研究进一步发展了符合中国文化特色、兼顾医生职业特殊性的专门化调查工具,跨样本验证性因素分析表明具有良好的信效度。

(2)本课题基于多学科相结合理论视角,采用高阶验证性因素分析(HCFA)、结构方程模型(SEM)、多样本恒等检验等高级统计学方法,首次将心理与行为科学中的工作满意度、职业倦怠及离职意向3个有关工作的态度概念同时整合在一个模型框架内进行研究,实证结果表明三者之间的结构关系假设得到了支持,即发现医生工作满意度对离职意向的作用中存在着职业倦怠(主要依靠情感衰竭)的部分中介影响,这进一步丰富了管理心理学态度理论,也是对这些离职动因模型的一种补充。此外,本文还验证并发现了部分人口社会学因素和外部劳动市场因素(工作易获性)所起的调节作用。

(3)本研究在对城市公立医疗机构医生工作满意度、职业倦怠及离职意向现状及其关系的系统描述与诊断分析基础上,首次采用现代管理学中的情景分析技术对医生工作态度的未来发展态势进行了估计和构建,并预测了各类情景发展模式的发生路径及其概率大小,有利于决策者预先采取一些灵活性措施,以更好地适应环境变化,这体现了一种权变的思想。

虽然有关工作态度的研究迄今为止取得了很多进展和收获,但仍有需继续探讨的问题。如职业倦怠的产生机制与发展阶段尚没有清楚的界定,它对工作满意度是否存在回馈影响、在工作满意度与离职意向的关系中是否同时存在调节效应都还有待进一步考证,而这三者与其他工作态度如组织承诺、工作参与等变量之间的复杂结构关系也必将得到更多的研究。此外,对一些态度概念的测量维度及其评价标准仍将是继续研究的热点问题。

由于本研究仅以某省为样本来源地,期待相关研究结果能在更大范围的人群内进行验证。同时,随着实验研究和心理测量技术的发展,从个体和组织角度,有关工作态度与行为变量(如工作绩效、缺勤、流失等)之间关系的纵向干预性研究也将更多地提上日程,一些高级统计学方法,如结构方程模型、多层线性模型及潜在类别模型等,将由此会应用到未来的研究中。

(艾　星　贾卓敏　郝雪梅)

第九章 专业自我概念在护士职业认同与职业倦怠间的中介效应模型研究

随着人们医疗保健服务需求水平的不断提高，加之人口老龄化的影响，全球性护士短缺及其离职所引发的供需矛盾日益突显。据美国劳工部预测，截至2018年，美国将新增58.15万个护理岗位，比现有注册护士数增长22%；相关研究报告显示，截至2025年，美国注册护士短缺人数将达26万名，其短缺规模将达到该国20世纪60年代所面临护士短缺的2倍。据国家卫生部统计资料显示，截至2009年底，我国护士已达184.1万名，较2008年增加20.6万名，但我国每千人口注册护士仍仅为1.39人，远低于发达国家水平(仅约为挪威的1/23，美国的1/8，英国与澳大利亚的1/7)，且与亚洲邻国相比，约为日本的1/6.7、韩国的1/3；护士床位比仅0.42，低于欧美平均水平(2.65)。

护士短缺现象不仅危及人类健康事业，还严重影响护士的工作与生活质量，使其工作压力增加、身心健康面临更严峻考验，职业倦怠日趋严重。1998~2005年，1项对全球8个国家646所医院54 738名护士进行的国际性调查研究显示，护士职业倦怠呈现全球化趋势。以M氏常模为参照，除德国、俄罗斯及亚美尼亚护士呈轻度倦怠，美国、加拿大、英国、新西兰及日本的护士均达中度或重度职业倦怠的标准。2008年日本学者对本国19家医院5 956名护士(涵盖302个临床科室)的调查表明，56%的护士呈现高职业倦怠。我国学者骆宏等调查杭州1320名护士显示，62.8%的护士存在不同程度的职业倦怠。另有调查表明，医护人员的身心健康水平低于一般人群，职业倦怠现象在护士人群中尤为明显。职业倦怠既是护士离职的重要因素，也是直接危及护士身心健康的元凶，已与护士短缺形成了相互影响的连环负效应。

因此，近年来护士职业倦怠的研究备受关注，但学者主要围绕其工作情境层面，聚焦其工作压力源、社会支持或工作满意度等外在影响因素开展研究，属于典型的"环境决定论"观点。试图通过影响社会、组织层面等制订相应干预对策,达成问题解决,但较长时间以来,相关研究始终未达成其较理想预期目标。

依据社会认知理论强调"个体认知评价因素在工作压力与职业倦怠间具有调节效应",当代多种应激理论模式均强调"认知评价是社会生活事件导致应激反应的关键中介因素",学者们开始由先前的"环境决定论"研究视角,转向着眼于护士职业倦怠的自身、可控性影响因素,如探讨护士个体的职业承诺、职业认同等认知评价对其职业倦怠的影响。

鉴于职业倦怠主要是个体因长期工作压力产生的心理疲劳,属职业个体可调控因素范畴,且与其认知评价呈负相关。若某个体珍惜其职业获益,担心在激烈的人才竞争中遭遇淘汰,他就会全身心投入工作,其工作压力或职业倦怠等心理感受便随之淡化。如 Lammers J. C.等调查显示,50 名话务人员的职业认同与其职业倦怠成负相关;Onyett S.等调查研究英国社区的心理健康小组成员(包括社区专业护士、临床心理专家、职业治疗师、社工)的职业认同与职业倦怠的关系,结果表明,职业认同越高者的职业倦怠越低。此外,个体的专业自我概念(个体在职业情境中形成、对自己的工作能力、情感等较稳定的自我认知、体验和评价)对其职业倦怠亦有预测作用,如 Villa A.对教师的研究表明,强化个体的专业自我概念,可明显降低其职业倦怠。

个体的职业认同、专业自我概念等认知评价因素对其职业倦怠的作用,正得到学者的更多关注。国内有学者提出,认知定向研究已成为当前工作或职业压力研究的主流,但应用于职业倦怠的认知定向研究较少且缺乏深度,应加强认知变量对职业倦怠的中介或调节作用研究等;个体认知评价因素对其职业倦怠的作用机制探讨及应用研究,将是未来护士职业心理研究的主要方向之一。

因此,本研究以充分借鉴国内外新近研究成果为基础,尝试引入护士自我概念问卷,结合我国文化背景予以汉化、修订,探讨护士的职业认同、专业自我概念水平及其对其职业倦怠的影响,探索专业自我概念等认知评价因素对护士职业倦怠的作用机制,为提升我国护士的职业认同及专业自我概念水平,调动其职业适应潜能,从护士的自身因素层面探讨相应的教育、管理对策,以期为我国护士应对职业压力、减轻职业倦怠、稳定护士人才队伍提供有价值的研究成果。

职业倦怠(job burnout)最初由美国心理学家 Freudenberger 提出,用于专指某些行业的从业人员面对过度的工作要求时产生的身体和情绪的极度疲劳状态,是个体"过分努力去达到一些个人或社会的不切实际的期望"的结果。随后美国社会心理学家 Maslash 提出的"职业倦怠"概念则被美国的卫生界人士普遍接受,即"一种因心理能量在长期奉献给别人的过程中被索取过多而产生的以极度的情感衰竭、去人格化和个人成就感降低的心理状态,表现为自卑、厌恶工作、失去同情心等"。教师、律师、警察、护士等服务他人的从业者,其职业倦怠尤为严重。

情感衰竭(emotional exhaustion)是职业倦怠的核心成分,反映个体情绪资源的耗竭,是职业倦怠的压力维度;去人格化(depersonalization)体现为个体与他人互动的工作过程中产生距离感,对工作对象与同事逐渐产生负面、愤世嫉俗或冷漠的态度,严重时会暴躁、易怒,并以嘲讽的态度对待工作对象,即职业倦怠的人际关系维度;个人成就感降低(diminished personal accomplishment)指个体消极评价自己,伴有工作中胜任感和成就感下降,即职业倦怠的自我评价维度。Maslash 分析护士的身心状况时指出:"尽管护士有体谅患者、进行周到护理的满腔热情,但这种热情因某种原因曾被长期禁锢(压抑、逐渐衰减),导致热情丧失,护理变得表面化、机械式,出现不能对患者的生活质量提高给予帮助的现象。"

相关的职业倦怠测评工具,主要包括以下几种:

1.MBI 职业倦怠量表

MBI(Maslach burnout inventory)是目前国际上使用最广泛的职业倦怠测评工具,由美国学者 Maslach 与 Jackson[15]于 1981 年研制,广泛应用于人际服务领域。该量表共 22 个条目,采用 Likert 7 级评分,由情感衰竭、去人格化和个人成就感 3 个分量表构成。其中,情感衰竭分量表 9 个条目,去人格化分量表 5 个条目,个人成就感分量表 8 个条目。前两个分量表中得分越高,表示倦怠程度越严重;个人成就感分量表反向计分,得分越高,则倦怠程度越低。该量表的 Cronbach α 系数为 0.71~0.90;重测信度为 0.60~0.82,现已译为多个国家版本,在不同文化背景广泛使用。MBI 共 3 个版本:分别为 MBI-HSS (MBI-Human Services Survey),MBI-ES (MBI-Educators Survey) 及 MBI-GS (MBI-General Survey), 其中 MBI-HSS 测评社会工作者及医护人员的职业倦怠;MBI-ES 测评教师群体;而 MBI-GS 则扩大到非服务行业领域。

2.Copenhagen 职业倦怠量表

Copenhagen 职业倦怠量表(Copenhagen burnout inventory)由 Kristensen TS 等于 2005 年编制,共 19 个条目,采用 Likert 5 级评分,"1~5 分"分别代表"从

不"—"每天都是",由个体倦怠(Personal burnout)、工作相关倦怠(Work-related burnout)与人际相关倦怠(Client-related burnout)3个分量表构成。其中个体倦怠并不局限于特定的工作情景,适用于所有个体的一般性生理和心理耗竭;工作相关倦怠指与工作环境有关的耗竭;人际相关倦怠指与服务对象相关或适用于服务行业员工(如护士、教师)的耗竭综合征。Cronbach α 系数为 0.75~0.91。

3.BM 职业倦怠量表

BM 职业倦怠量表(Burnout Measure)由 Pines 与 Aronsen[17]于 1981 年编制,适用于各职业人群及大学生等非职业群体。该量表由生理衰竭、情感衰竭和精神衰竭 3 个分量表组成,共 21 个条目,每个分量表 7 个条目,采用 Likert 7 级评分,"0~6 分"分别代表"从不"到"总是"。BM 与 MBI 的情感衰竭分量表存在较高正相关,与抑郁、工作应激等量表亦具有显著的区分度,实用性较好。

4.OLBI 职业倦怠量表

OLBI 职业倦怠量表(Olderburg burnout inventory)由 Demerouti[18]1999 年研制,用于测评从事体力劳动及信息加工行业的职业群体。该量表共 15 个条目,由耗竭(Exhaustion)和疏离(Disengagement)两个维度构成,其中耗竭维度 7 个条目,疏离维度 8 个条目,Cronbach α 系数分别为 0.82 和 0.83。Demerouti 等[19]使用 OLBI 与 MBI-GS 量表对 232 名从事不同职业的希腊员工研究显示,OLBI 的耗竭、疏离维度的得分与 MBI-GS 的情感衰竭、去人格化维度得分极为相似。

护士职业倦怠的影响因素护士职业倦怠的影响因素主要涉及两类:工作情境因素与个体特征因素。

(1)工作情境因素

工作情境因素作为职业倦怠的重要影响因素,主要包括角色模糊、角色冲突、工作负担过重等工作压力源及社会支持、授权等。

1)工作压力源

个体因长期工作压力而产生的心理疲劳源于其工作压力源,故一直是职业倦怠研究者的关注热点。Payne N. 对英国 89 名临终关怀护士的调查显示,经历患者的疼痛和死亡、人际关系不良等,是影响护士职业倦怠的主要压力源。Tunc T. 等调查 170 名医生和 81 名护士的结果显示,他们的角色冲突、角色模糊可共同解释其情感衰竭、去人格化、低个体成就感 28.6%、21.9%、12.2%的变异。Garrosa E. 等调查 492 名西班牙护士及临床实习护生的工作压力与其职业倦怠的关系,结果表明,工作负担过重、经历患者的疼痛和死亡、人际关系不良、角色模糊等为其主要压力源,且均与其情感衰竭、去人格化、低个体成就感及职业倦怠总体水平成正相关。Garrosa E. 等以 98 名护士为研究对象,结果表明,护士的工作单调、缺乏凝聚力及组织支持与其情感衰竭、去人格化、低个人成就感成正相关。Hansen N. 等以瑞典 1102 名私有营利性医院和非营利性医院、公有非营利性医院护士的职业倦怠各维度为结果变量所做多元回归分析表明,工作负担过重、角色冲突均为各类医院护士情感衰竭的重要预测因素;此外,私有非营利性医院护士情感衰竭的重要预测因素还包括其工作不安全、工作自主性。

2)社会支持

社会支持,是影响人们职业倦怠的又一工作情境变量。相关研究表明,社会支持中的同事支持对个体情感衰竭的负向预测作用比其管理者、朋友和家庭的支持更强;总体社会支持对个体情感衰竭、去人格化的预测力分别为0.105、0.137。Ben-Zur H.等对 249 名社工、护士和心理学家的研究显示,个体的社会支持与其情感衰竭、去人格化成负相关,与其成就感成正相关,且与后两者的相关性更高。Sundin L.等所做瑞典 1561 名注册护士和助理护士社会支持与职业倦怠的关系研究结果显示,同事、患者的支持与其情感衰竭、去人格化、低个体成就感均成负相关;管理者支持仅与其情感衰竭成负相关;而支持性工作氛围与其情感衰竭、去人格化成负相关,与其个人成就感的相关则无统计学意义。

3)授权

根据 Kanter 的组织授权理论,个体的工作态度和行为由工作场所的社会结构而非个人倾向所决定,当员工感到组织为其提供成长机会并满足其工作需求的权力时,个体即感到授权;而当个体的工作需求未获满足,个体感到未被授权时,则可影响其工作效率,导致职业倦怠,降低工作满意度。授权可作为组织因素影响职业倦怠,如 Teresa P. 等对美国护理教师的研究显示,授权与其情感衰竭、去人格化成负相关,与其个人成就感成正相关;其中授权中的支持、资源维度与其职业倦怠各维度的相关度最高,提示管理者为护理教师提供支持和必要的资源对减轻其职业倦怠具重要作用。Hochw J. 对瑞典 1356 名护士研究也表明,授权对其情感衰竭、去人格化具负向预测作用,对其个体成就感具正向预测作用,提示授权可作为职业倦怠的防护因素。

(2)个体特征因素

影响职业倦怠的个体特征因素主要涉及其人口统计学因素、人格特质、应对方式、认知评价因素等。

1）人口统计学因素

护士的人口统计学因素包括其年龄、护龄、婚姻、性别等，但相关研究结果各异。

年龄　该因素对护士职业倦怠的影响不尽一致，如 Tunc T. 等研究表明，年龄≤34 岁者的职业情感衰竭、去人格化、低个人成就感高于年龄>35 岁者。Sundin L. 等的研究结果部分支持 Tunc T. 的观点，即个体年龄与其情感衰竭、去人格化均成负相关，越年轻的护士其情感衰竭、去人格化越严重，越年长的护士其情感衰竭、去人格化程度则较轻，这可能归因于较年长护士具有长期积累的工作经验，应对压力更有经验，有更多选择策略。而 Losa Iglesias M E 等对 5 家医院 98 名 ICU 护士研究表明，年龄≥30 岁者其情感衰竭较严重。另有学者提出，工作超过 10 年者最易产生职业倦怠，如荷兰报告，职业倦怠亦发生在年龄较长的护士群体，可能与其倦怠的累积效应有关。

护龄　该因素对护士职业倦怠的影响类似其年龄，研究结果亦不尽相同。Alacacioglu A. 等对肿瘤病房护士的调查显示，护士的工作年限与其情感衰竭、去人格化、低个人成就感均成正相关，即工作时间越长者的职业倦怠感越严重。但另有研究结果与之相左，即护龄越短者的情感衰竭越高，不同结果可能与研究者的文化背景、研究群体等差异有关。

婚姻　有研究表明，已婚护士的倦怠高于未婚护士；但 Tunc T. 与 Sahraian A. 等的研究则报告，未婚护士的倦怠水平较高，认为已婚护士在应对职业压力的过程中可获得配偶的更多支持。

此外，性别也被视为影响护士职业倦怠的主要人口统计学因素，关于性别影响职业倦怠的研究结果较一致。多数研究表明，女性的情感衰竭高于男性，但女性的个人成就感较男性偏低，可能与女性比男性更倾向于表达同情有关。

2）人格特质

国外研究护士职业倦怠的人格因素较多涉及其坚强的人格特质，如DePew C. L.等对 49 名美国护士调查显示，坚强人格可解释职业倦怠 35%的变异，且在其工作压力和职业倦怠间具有调节作用。Collins M. A.对 115 名护士研究亦表明，护士的坚强人格与其工作压力、职业倦怠成负相关。Hsieh C. J.等对我国台湾地区147 名精神科护士研究发现，护士的坚强人格与其对抗性、乐观性、支持性应对成正相关,与其情感衰竭成负相关,与其个体成就感成正相关。Garrosa E. 等以 473 名西班牙护士为研究对象所做多元线性回归分析结果显示,护士的坚强人格可分别解释其情感衰竭、去人格化、个人成就感 9.8%、9.0%、21.1%的变异,其中承诺和控制维度与其情感衰竭、去人格化成负相关;控制和挑战维度与其个人成就感成正相关。

此外,Shimizutani M. 等学者以艾森克问卷调查 707 名护士的人格特征与其职业倦怠的关系,结果显示,个体的神经质对其职业倦怠具正向预测作用,外倾性对其职业倦怠具负向预测作用。

3)应对方式

个体的应对方式取决其应对资源,对其职业倦怠具有重要影响。如Ben-Zur H. 等[26]研究发现,护士面对工作压力时,问题关注应对方式与其去人格化成负相关,与其个体成就感成正相关;情绪关注应对方式则与其去人格化成正相关,与其个体成就感成负相关。Jaracz K. 等研究结果与 Ben-Zur H. 等的类似,即问题关注应对方式与其职业倦怠总体水平成负相关;情绪关注应对方式与其职业倦怠总体水平成正相关。Gueritault-Chalvin V. 等研究 445 名美国护士的结果表明,回避、悲观等应对方式对其职业倦怠具负向预测作用;积极乐观、自我保护应对方式则对其职业倦怠具正向预测力。Wu S.等调查我国内地 495 名护士的报告显示,认知性应对方式与其情感衰竭、去人格化、低个体成就感均成负相关,该结果无疑是本研究切入点的有力支持。

4)认知评价

个体的认知评价,包括对自我、职业的认知评价,前者主要涉及心理控制源、核心自我评价、自我概念、自尊等,后者则包括职业认同、职业态度、职业承诺等。伴随积极心理学的发展,自我概念、自尊、职业认同等认知评价因素对职业倦怠的作用日益为学者重视。Schmitz N. 等经研究 361 名德国护士指出,心理控制源对护士的工作压力、职业倦怠具有负向预测力。Spence Laschinger H. K. 等从个体、工作情境因素层面探讨护士职业倦怠的预测因素,结果表明,护士的核心自我评价对其职业倦怠具有负向预测作用。Thomsen S. 等研究指出,自尊是保护个体远离压力的重要个体资源,可预测护士的工作满意度与低工作疲乏。相关研究予以本研究的重要启示是,从个体因素层面探讨护士职业倦怠的解决对策,或许可为突破长期以来备受困扰的全球性护士短缺的瓶颈另辟蹊径。

2.护士职业倦怠的结果因素

护士职业倦怠的结果因素涉及离职、工作质量、工作满意度等。如 Halbesleben J. R. 等对美国护士的研究发现，职业倦怠程度较高者对患者的安全性感知较低，可影响其照护质量及患者对其的信任度。Nayeri N. D. 等对 200 名本科护士的调查显示，护士的情感衰竭及去人格化与其工作效率成负相关，个人成就感与其工作效率成正相关。Spence Laschinger H. K.等研究表明，授权、工作中的无礼行为、职业倦怠可共同解释护士离职倾向 28% 的变异。

目前国内外学者尚未就"认同"的定义达成共识，主要从其状态概念和过程概念两方面展开论述。

1.认同的状态概念

认同的早期研究多以 Tajfel H. 的"归属与认同的目标性社会小组理论(targeted social group theory of attachment and identification)"为基础，关注个体的"归属感"，指"个体认为其属于特定的社会群体，且该群体成员对其具有一定的情感与价值意义"。Cheney G. 等提出，认同是以沟通为基础的变量，代表个体对相关组织、职业和工作群体的归属感。Ashforth B. 则将"认同"定义为群体成员的自我定义，指个体对自身归属某群体的感知。

2.认同的过程概念

Scott C. R. 据其提出的组织认同结构模型，将"认同"定义为一种沟通过程，即组织成员通过认同过程创造、维持和重塑其组织身份。Pratt M. G. 亦支持认同的过程论，认为"认同"是自我参照(self-referential)的，即个体认为自己与某群体成员的角色类似，经吸引产生；或"认同"是自我定义(self-defining)的，即个体通过模仿过程使其行为与其他群体成员相似。Cheney G.提出，"认同"是个体与他人或社会其他成分进行联系、参与的动态过程，是个体通过与他人交流建立自我身份并成为社会群体的一部分。

二、职业认同的概念及其相关概念

1.职业认同的概念

职业认同的概念最早源于心理学，其概念研究亦包括状态定义与过程定义两方面。

(1)状态定义

Schein E. 认为，"职业认同"涉及个体对职业实践、个人才能发展、职业价值的理解和感知。McGowen 等将"职业认同"描述为职业群体成员所共有的态度、价值、知识、信念和技能,与个体承担的职业角色紧密相关,取决于与职业角色相联系的主观自我概念。Onyett S. 等以组织认同的相关研究为依据,以"认同"的状态概念为基础,将"职业认同"定义为个体感受到一种归属职业的积极感觉。Wikipedia 定义"职业认同"为"个体对职业的知觉及个体界定自我为职业成员的程度"。

(2)过程定义

社会认同理论则侧重以"过程"定义"职业认同",强调职业认同是社会认同的一种基本形式,关注职业环境中的小组互动,与人们如何比较区分自身群体与其他职业群体相联系。我国学者趋向于将状态定义与过程定义相结合界定职业认同,认为职业认同是职业社会化过程的结果之一,既指过程,也指状态,"过程"指职业认同是个体从自身经历中逐渐发展、确认职业角色、形成职业身份的过程;"状态"指职业认同是个体对自己所从事职业的认同程度。职业认同是人们努力做好本职工作,达成组织目标的心理基础。随着职业发展及对职业研究的深入,职业认同的概念也愈来愈朝着社会化、多元化、人性化的持续状态发展。

2.职业认同的相关概念

职业认同与职业态度、职业承诺、职业价值观等概念的内涵相互交叉重合,彼此间关系密切,又各有侧重。

(1)职业态度

职业态度,指个体对某种特定职业的评价和较持久的肯定或否定的心理反应倾向。职业态度的评价是个体的认识体系,其核心是人们的价值观,如"哪个职业好,哪个职业差"。职业的心理反应倾向主要表现为个体在职业活动中的积极性,如"积极工作"和"消极怠工"。

(2)职业价值观

职业价值观,即一般价值观在职业背景下的特定表达,是个体关于职业行为及职业环境中获得某种结果的价值判断,是一种直接影响职业行为的内在思想体系。职业价值观是人们衡量社会上某种职业的优劣、重要性的内心尺度,是个人对待职业的一种信念,并为其选择职业、努力实现工作目标提供充分理由。

(3)职业承诺

职业承诺,指个体认可职业价值和职业信念,愿意为职业付出努力并希望继续留职的一种态度,侧重解释个体效力于某职业的持续性,具有经济性构面,个体离开某职业后其职业承诺便不复存在。但当个体认同某职业时,其可因离职而出现心理丧失。

三、职业认同的测评工具

鉴于职业认同、组织认同具有共同的理论基础(社会认同理论),目前国外的职业认同评估工具,多由组织认同的测评工具改编,主要包括以下几种:职业认同量表-B(Professional Identification Scale, PIS-Brown)、职业认同问卷(Professional Identification Questionnairs, PIQ)、职业认同量表-M.A(Professional Identification Scale, PIS-Mael & Ashforth)等。

1.职业认同量表-B(Professional Identification Scale, PIS-Brown)

该量表由 Brown 等编制,最初量表有 3 个维度:职业成员意识(awareness of group membership)、对职业小组的积极评价(evaluation)、对职业小组的归属感(affect)。经原作者多次结构效度检验,最终量表为单维度结构,10 个条目,正向、反向题各5 个,采用 Likert 5 点计分,从"从来没有"到"几乎总是"依次记为 1~5 分,总分10~50 分,分数越高者表明其职业认同感越强。该量表是目前国内外应用最广泛的组织认同、职业认同的测量工具,原始量表的 Cronbach α 系数 0.71。中文版由路红等以 512 名护士为研究对象予以修订,支持原量表的单维结构,Cronbach α 系数 0.82,具有良好的信效度。

2.职业认同问卷(Professional Identification Questionnaire,PIQ)

该问卷2002 年由 Apker J. 等以 238 名美国护士为研究对象,由 Cheney G. 等研制的组织认同问卷(Organizationall Identification Questionnaire, QIQ)改编而成,25 个条目,包括成员资格(membership)、忠诚(loyalty)和相似性(similarity)3 个维度,原始量表的 Cronbach α 系数为 0.71~0.94,改编后的 PIQ 的总 Cronbach α 系数0.91, 与 QIQ 的相关系数为 0.53;Apker J. 等 2003 年再次以 190 名护士为研究对象,使用该问卷调查,结果显示,PIQ 的总 Cronbach α 系数 0.91,表明该问卷的内部一致性较好。

3.职业认同量表-M.A(Professional Identification Scale,PIS-Mael & Ashforth)

该量表由 Mael F. 等编制,最初用于组织认同的测量,共 5 个条目,原量表的 Cronbach α 系数为 0.87。之后部分学者针对不同职业人群改编该量表,测评员工的职业认同状况,如 Russo T. C. 使用该量表测评新闻工作者的职业认同,Bamber E. M. 使用该量表调查 257 名审计师的职业认同,Hekman D. R. 等学者以内科医生为研究对象测评其职业认同,结果表明,该量表心理测评指标良好,改编后的职业认同问卷 Cronbach α 系数为 0.75。

此外,国外的职业认同测评工具还包括 Scott C. R. 等编制的组织认同问卷改编版(4 条目,Cronbach α 系数 0.77)。我国学者也已针对职业认同的测评工具开展系列研究,如刘玲等编制的护士职业认同评定量表、陈祥丽等编制的护士职业认同量表等。

四、护士职业认同的现状调查

职业认同作为社会认同的基本类型之一,是个体对职业的意识及个体界定自我为职业成员的程度。相关文献表明,护士的职业认同水平尚可,据其所用量表的差异,主要结果如下:

1.职业认同量表(PIS-Brown)所测结果

此为目前应用最广泛的组织认同、职业认同测评工具,多数调查研究均采用该量表。Onyett S. 对英国社区心理健康小组成员(临床心理专家、心理健康护士、职业治疗师、咨询师、社会工作者等)的调查结果表明,多数职业成员具有较高的职业认同水平,其中排名前 3 位的分别是临床心理专家、心理健康护士、管理人员;排名末两位的则是职业治疗师与社会工作者。Carpente J. 等对英国 4 个不同地区的社区心理健康小组成员(心理健康护士、其他护士、社会工作者等)进行了时隔 1 年的职业认同水平纵向追踪,结果显示,心理健康护士的首次、再次测评所得职业认同均分分别为 4.26 分、4.02 分(均高于 3 分均值),区域差异无显著意义,两次职业认同水平的纵向比较亦无显著差异;但不同职业人群的职业认同差异显著(社区心理健康护士较高、社会工作者较低)。Lu H. 等以北京两所教学医院的512 名内外科护士为研究对象,其结果表明,多数护士具有较高的职业认同水平,多数护士"从不"或"很少"尝试隐瞒其从事护理专业的事实(N=466,91.0%)、不愿意说自己是护理专业的一员(N=416,81.3%)、批评护理专业(N=398,77.8%);本科护士的职业认同水平低于大专及中专护士,本科护士更倾向"批评护理专业";与本科及大专护士相比,中专护士更可能"为属于护理专业的一员感到高兴"。

2.其他职业认同测评工具所得结果

与 PIS-Brown 相比,其他测评工具使用相对较少且分散。如 Apker J. 以 PIQ 为测评工具,对美国 238 名护士的研究表明,护士职业认同总体水平尚可(M=3.72),其中护理管理者的职业认同水平(M=4.12)显著高于临床一线护士群体(M=3.68)。

五、职业认同的相关研究

1.职业认同的影响因素

职业认同的相关研究开展较晚,近几年才逐渐增加,故其影响因素的探讨相对较少,主要围绕工作情境因素、个体因素两方面展开,具体如下:

(1)工作情境因素

Apker J. 等调查美国西部 190 名护士,以其工作角色 (传统角色与协作角色)、工作自主性、管理者支持及同事支持为自变量,以其职业认同为因变量,经多元回归分析的结果表明,护士的传统角色、工作自主性及同事支持对其职业认同均有正向预测作用(Beta=0.14、0.17、0.18)。Russo R. C. 就新闻工作者的工作自主性与其职业认同的相关分析显示,工作自主性作为一种重要的组织变量及个体职业发展的关键因素,与其职业认同成正相关。

(2)个体因素

1)人口统计学因素:大量研究显示,性别特征显著影响护士的职业认同,但研究结果并不一致,可能受制于研究对象的社会文化背景。如我国学者蔡春凤等研究发现,女性护生的职业认同明显高于男性护生;在性别角色类型中,双性化护生的职业认同感、可塑性和社会适应力最高。但日本学者的相关研究却表明,男女护士的职业认同水平未见显著性别差异。

受教育程度也被视为影响护士职业认同的重要因素,但研究结果亦有差异。如 Waterman A. S. 等研究发现,职业认同较高的护士往往有较高水平的教育背景及选择职业的动机;受教育水平越高的护士职业认同越强。Megginson L. A. 等焦点小组访谈的研究表明,护士的学历提升至本科可对其职业认同和群体凝聚力产生积极影响。但我国彭银英等调查显示,专科护生的职业认同水平显著高于本科护生;本科护生的职业认同感较低。有人认为学历越高、接受专业教育越多者,对职业的认识越清楚,其职业动力、职业认同亦越强;但也有人认为学历越高、受教育程度越高的个体,其自我期望越高,且本科护生并没有比专科护生凸显其自身优势,故其职业认同感更趋消极。另有一项临床教学影响职业认同的研究发现,护龄越长者,越可能受他人职业态度的影响,其职业认同感也越强。

2)其他个体因素:影响职业认同的其他个体因素主要涉及其人格类型、能力、认知评价。

Chang H. T. 等对我国台湾地区 1001 名幼师专业学生的研究显示,社交型

与艺术性人格对幼师专业学生的职业认同具有重要影响,进而影响其社会认知和
职业动机。Bartels J. 对荷兰 347 名医护人员的研究显示,医护人员的沟通能力是
其组织认同与职业认同的重要影响因素,其中纵向沟通(与组织管理者沟通)是其
组织认同的重要预测因子;横向沟通(与同事沟通)则是其职业认同的重要预测因
素。Adams K. 研究、分析英国 1254 名医疗卫生专业学生(医生、护士、药师、物理
治疗师等)职业认同的影响因素,多元线性回归分析的结果提示,"对小组工作的
理解、认知灵活性"等个体的认知评价因素对其职业认同亦具有重要预测作用。

2.职业认同的结果因素

相关研究表明,个体的职业认同与其工作满意度、组织认同、职业承诺、离
职等因素密切相关。如 Apker J.、Bamber E. M. 等对护士、审计师的调查结果均
显示,其职业认同与组织认同成正相关。Brooks 等对 IT 工作者的研究显示,他
们的职业认同对其工作满意度、职业承诺具有直接正向影响,而对其离职倾向
具有间接负向影响;IT 工作者的职业认同经情感承诺与工作满意度间接负向影
响其离职倾向。Raymond Loi 等对我国香港地区 309 名律师的研究表明,其职业
认同对组织承诺、工作满意度均具有直接正向影响。Hekman D. 调查 133 名初
级保健医生,探讨其职业认同在组织支持、违反心理契约与职业行为中的调节
作用,研究结果显示,职业认同可扩大个体的违反心理契约与职业行为的负相
关;可减弱组织支持与职业行为的正相关。

三、专业自我概念

1.自我概念的内涵

自心理学家 James W. 最早提出"自我概念"的术语,至今,该领域的研究已
得到众多心理学者的广泛关注,已发展出许多经典理论与反映自我概念核心要
素的概念。

迄今为止,人们普遍从个体的认知视角定义自我概念,其广义概念与自尊、
自信、自我形象等概念同质。如 Purkey W. W. 定义"自我概念"为个体对自我的
感知,是一个复杂、动态的信念系统,每一信念均有其相对标准;从该角度看,
"自我概念"乃个体回顾与处理其社会经历的一系列自我图示。Kalish R. 定义
"自我概念"为个体的自我形象,可反映个体的经历及其解释经历的方式。Burns
R. B. 则认为,"自我概念"由一系列自我态度组成。

另有学者以社会学视角定义自我概念,如 Rosenberg M. 提出,作为个体的
自我评价,"自我概念(自尊)"表达其对自我持肯定或反对的态度,高自尊个体

认为自己有价值、自我尊重、为自己取得的成就感到自豪;低自尊个体往往缺乏自信、自我尊重,认为自己没有价值和能力,自我批评;Rosenberg M. 较多地以社会学视角定义自尊,认为自尊是社会环境的作用。个体经反思性评价、社会比较和自我归因 3 个过程形成自尊。Strasen L. L. 认为,"自我概念(自我形象)"是以专业社会化和环境反馈为基础的对自我的信念。

"自我概念"作为个体对自我的感知,其自我的认知成分是自我形象,因为自我是包含"Who we are? What we are want to be? And what we express and wish to express to other?"的认知结构;而自我的情感、评价成分是自尊。自我由认知、情感与评价组成,可为解释外在环境与自我经历的相互关系提供参考框架,可影响个体的期望、动机、行为、身体及心理健康水平。

2.专业自我概念的内涵

自我概念指个体对自我价值的总体评价,并非对不同领域评价的综合体(如同一个体作为母亲、护士对自我的评价),也非对特定领域评价的简单组合;自我概念是个体专业自我概念的基础。Markus H. 等提出,由一系列自我图示所构成的自我概念,并非其所有图示可同时被激活,需依靠相应的情景,仅与具体任务相关的图示才可被激活。有学者以该观点为支持,提出"专业自我概念"的术语,即与特定时刻、情景相联系的核心自我陈述,由与职业行为相关的多种自我图示构成;专业自我概念建立在个体对其职业的知识、价值与技能等自我评估上,影响个体的行为与职业角色的发展。专业自我概念的相关研究已在教育及医疗卫生领域逐渐开展,如 Villa A. 提出,教师的专业自我概念包括教师的一系列信念、态度及假设(如在教学过程中的自我实现、与学生及其他教师的关系、教育的职业价值),具有调节教师行为的功能。

护理领域的专业自我概念研究有其独特性,Arthur D. 提出,护士的"专业自我概念"是唯一的,有别于一般自我概念,是个体在其从一名外行学生发展成一名专业护士的过程中形成、与专业相关、持久的一系列专业自我态度,主要体现在护士的专业技术水平、沟通和交流能力等方面,是反映护士专业理念的重要指标。Cowin L. 认为,护士的"专业自我概念"是护士在特定职业领域对自身能力的感知和看法,与护理实践密切相关,对维系护士的身心健康、引导其良好职业行为具有重要作用。护士的专业自我概念可反映护理专业人员对其自身的认识、自尊情感和专业行为取向。Milisen K. 赞同 Cowin L. 对"护士专业自我概念"的理解,认为专业自我概念(专业自我形象)是护士各种思想、原则、感知与期望的整合，可被概念化为 "the way in which nurses perceive themselves in their working environment"。

3.专业自我概念的相关理论

该理论即"自我概念的多侧面多等级模型"。自我概念指个体对自身的认识和评价，其认识和评价来自个体的经验及对环境的感知，个体的自我概念水平受外界重要人物的评价、强化以及个体对自身行为归因风格的影响。Shavelson 等提出的自我概念的多侧面多等级模型具有以下观点：①在自我概念的研究中，必须探讨一般自我价值信念。一般自我概念即个体对自身的总体价值判断，是一种重要的人格调节因素，对个人生活具有方向性意义。②一般自我概念经各成分自我概念水平得以体现，是各成分自我概念在更高范畴体系的综合和重构，其与不同的成分自我概念之间不存在相互推演的关系；具体的成分自我概念仅是一般自我概念的一个侧面，对一般自我概念的价值取决于该成分自我概念的权重位置。③成分自我概念与相应领域的行为成就研究已成为自我概念探讨的核心问题之一。该模型认为，自我概念是个层次结构，个体对自身的知觉由基础等级逐渐发展到特定领域（即由一般到特殊），最后达到对自身的总体知觉。在其等级结构中，一般自我概念，即等级结构中的最高点是相对稳定的，随着等级降低，自我概念与特定情景的关系越来越密切，其稳定性也随之逐渐下降。多侧面多等级的自我概念模型对本研究的意义在于：其自上而下的自我概念层次结构可为探讨护士专业自我概念的具体维度提供理论框架。

4.护士专业自我概念的测评工具

经研读相关文献，知晓护士专业自我概念的测评工具包括护士自我概念问卷(Nurse's self-concept Questionnaire,NSCQ)、护士自我描述问卷(Nurse's self-description Form,NSDF)、护士专业自我概念量表 (Professional self-concept of Nurse Instrument,PSCNI)、比利时医院护士专业自我形象量表(Belgian Professional Self Image Instrument for Hospital Nurses,Belimage)、Porter 护理形象量表 (The Porter Nursing Image Scale)等。

（1）护士自我概念问卷(Nurse self-concept Questionnaire,NSCQ)

该问卷由澳大利亚西悉尼大学 Cowin L. 教授 2001 年以 Shavelson 等的多侧面多等级自我概念测量模型为基础，经对澳大利亚部分执业护士和护生的质性访谈和专家咨询编制而成，采用 Likert 8 级评分法，从"完全错误"到"完全正确"依次计 1~8 分，总计分值为 36~288 分。经 4 次（总调查样本为 2118 名护士）

探索性及验证性因素分析,该问卷由最初 80 个条目删减为最终的 36 个条目后形成正式问卷,包括综合自我概念(General self-concept)、照护(Care)、员工关系(Staff Relation)、沟通(Communication)、知识(Knowledge)、领导(Leadership)6 个维度, 每个维度均含 6 个条目, 累计方差贡献率 72.9%,Cronbach α 系数为 0.83~0.93。验证性因素分析结果显示,GFI、TLI 均>0.90,RNI=0.887,提示数据拟合良好,该问卷的结构效度较好。Cowin L 教授 2006 年使用此问卷调查 187 名工作 1 年内的新护士,各维度的 Cronbach α 系数为 0.78 (Knowledge)~0.95 (Communication),表明该问卷的内部一致性较高。

(2) 护士专业自我概念量表 (Professional self-concept of Nurse Instrument, PSCNI)

该量表由香港理工大学 Arthur D. 于 1995 年编制,共 27 个条目,包括技能(Skill)、领导能力(Leadership)、灵活性(Flexibility)、满意度(Satisfaction)、沟通(Communication)5 个分量表,采用 Likert4 级评分法,从"完全不同意"到"完全同意"依次计 1~4 分,总分为 27~108 分。以 170 名澳大利亚中专护生为研究对象,经探索性因素分析显示,该量表由职业实践(技能、领导能力、灵活性)、满意度和沟通 3 个维度构成, 累计方差贡献率 40.5%,Cronbach α 系数分别为0.85、0.82、0.59, 重测信度为 0.79。另有学者将该量表分别用于 127 名加拿大护生、700 名韩国护士及 375 名香港精神科护士的调查研究,结果表明,三组的职业实践与满意度 2 个维度的 Cronbach α 系数均>0.70;但沟通维度 Cronbach α 系数分别为 0.40、0.38、0.44,并不理想;前两者经探索性因素分析,累计方差贡献率分别为 57%与 47%。中文版 PSCNI 的信效度检测显示, 除沟通分量表的Cronbach α 系数 0.32,提示其内部一致性较低,其余分量表的 Cronbach α 系数均>0.65。以上研究结果提示,PSCNI 的内部一致性系数总体较高,但沟通维度信度稍低,还需进一步调整。

(3)护士自我描述问卷(Nurse's self-description Form,NSDF)

该问卷最初用于测量航天宇航员对自身行为的感知和评价,1982 年由 Dagenais 等学者改编用于护士群体。该问卷共包括 19 个条目,涵盖一系列护士胜任力的特征,如自主性、研究能力、移情、交流、利他等。采用 Likert 7 级评分法,由护士自评具备以上胜任力的程度,"1~7"分依次为"肯定少于他人"到"几乎不会相同",总分 19~133 分。各条目均值 3 分、总分 57 分即为护士专业自我概念的平均水平。该问卷由移情(Empathy)、职业化(Professionalism)、工作道德(Work ethic)3 个维度构成,Cronbach α 系数为 0.80~0.92。瑞典学者 Olson 等采用该问卷调查 30 名瑞典执业护士的专业自我概念水平,结果显示,该问卷的内容效度和表面效度较高;其探索性因素分析的结果支持 NSDF 的三维结构,同时提出一个新维度,即领导能力(Leadership)。但也有学者认为该问卷较繁冗,存在条目重叠;且 3 分是得分的平均水平,而在其 Likert 7 级评分中 4 分是中点,有可能诱导研究对象评分过高。中文版 NSDF 2008 年由我国学者袁秋环等经调查 81 名实习护生后修订,采用 Likert 5 级评分法,从"非常不赞同"到"非常赞同"依次计 1~5 分,其总体 Cronbach α 系数为 0.85,但未见其效度的评价报道。

(4)比利时医院护士专业自我形象量表(Belgian Professional Self Image Instrument for Hospital Nurses,Belimage)

该量表由 Siebens K. 等运用焦点小组访谈法编制,经调查比利时 9638 名医院临床护士而形成最终问卷,由胜任力 (Competence)、护理照护(Nursing care)、小组功能(Team function)3 个维度组成,包括 52 个条目,采用 5 级评分,"1~5"分依次为"不能胜任"到"完全能胜任"。该研究小组成员以 Belimage 为蓝本,在调查比利时 475 名本科护生及 758 名家庭护士的基础上,又分别形成比利时护生专业自我形象量表、比利时家庭护士专业自我形象量表。

(5)Porter 护理形象量表(The Porter Nursing Image Scale)

该量表 1991 年由 Porter R. T. 等编制,测评护士的自我形象或自我概念。该量表由 30 个配对的两极形容词组成,包括 3 个维度:人际权力(interpersonal power),评估护士的职业能力;人际关系(interpersonal relationship),评估护士的人际沟通技能;内省能力 (intrapersonal ability),评估护士的理性。采用 Likert 7 级评分,分数越低,表明护士的自我形象越积极。该量表由临床护理与护理教育的专家小组评定内容效度,Cronbach α 系数为 0.57~0.88。Takase M. 2006 年研制了护理自我形象量表简化版,仅 17 个单极形容词,其中 12 个测量领导能力倾向,5 个测量照护倾向,采用 Likert 6 级评分,分数越高,护士的自我形象越积极。

5.护士专业自我概念的现状调查

Anderson E. P. 认为,具有积极专业自我概念的护士意味其对自身能力的肯定性评价,可为患者提供更有效照护。护士的专业自我概念与其护理实践不可分割,对维系个体良好的身心状态和行为具重要作用。相关研究表明,护士的专业自我概念处于中等水平,据其所用不同量表的具体研究结果如下:

(1)护士自我概念问卷(NSCQ)所测结果

Cowin L. 以 NSCQ 调查澳大利亚 508 名临近毕业护生的报告显示，其专业自我概念总分 219.91 分，各分量表得分由高到低分别为照护(38.84)、综合自我概念(38.59)、员工关系(37.66)、沟通(37.66)、知识(37.57)、领导(29.74)；Cowin L. 另调查 526 名临床护士，其专业自我概念总分 236.05 分，各分量表得分由高到低分别为照护 (41.17)、沟通 (40.52)、员工关系 (40.28)、综合自我概念(39.54)、知识(38.50)、领导(36.04)；两组比较研究显示，护生的专业自我概念总体水平显著低于执业护士。Cowin L. 还纵向比较澳大利亚 506 名新毕业护士和528 名具多年临床经验的执业护士，研究表明，新毕业护士初入工作岗位时，其专业自我概念总体水平显著低于资深执业护士；8 个月后再次调查显示，新毕业护士的专业自我概念有所提高，但仍低于资深执业护士。Cowin L. 等 2006 年对澳大利亚悉尼某大学新毕业的 187 名本科护士所做毕业时、毕业后 6 个月及 12个月的纵向追踪研究结果显示，护士毕业时综合自我概念维度均分最高(6.38)，领导维度均分最低(4.93)；毕业后 12 个月即有所变化，其沟通及知识维度的均分最高(6.63)，领导维度均分最低(5.09)；护士综合自我概念维度的均分在其毕业后 6 个月(6.38)和 12 个月(6.43)均低于其毕业时(6.50)，可能与护士职业的紧张、高压力工作环境的负面影响有关；但其照护、人际关系、沟通、知识等维度的均分有所升高，可能与工作环境对护士的"现实冲击"可激发其环境的适应性、自身护理能力的自信有关。

(2)护士专业自我概念量表(PSCNI)所测结果

Arthur D. 等[115]调查韩国 700 名执业护士，其专业自我概念总分75.52 分，处于中等水平，各维度均值由高到低分别为灵活性(2.92)、技能(2.87)、沟通(2.82)、满意度(2.70)和领导(2.59)；护士的专业自我概念因其不同的年龄、宗教信仰、工作年限、职务、学历等差异显著；>36 岁、已婚、护龄>12 年、有领导职务的本科护士的专业自我概念水平，显著高于未婚、<25 岁、护龄<3 年、无领导职务的中专护士。Arthur D. 等对欧洲、亚洲、大洋洲及北美 11 个国家执业护士的跨文化比较研究显示，护士专业自我概念水平因不同文化背景存在显著差异：韩国护士最低(M=2.84)，新西兰护士最高(M=3.39)，我国护士处于中等水平(M=3.03)。美国学者 Kelly S. 对美国东北部地区 132 名医院和社区护士的调查显示，其专业自我概念总分介于 58~106 分，平均值为 83 分，领导维度得分最低，此与 Arthur D. 的研究结果一致；该研究亦表明，护士的专业自我概念与其

年龄成正相关,但与其不同的婚姻状况、学历、工作环境的相关不显著。Arthur D. 等调查加拿大不列颠哥伦比亚大学 127 名护生的结果显示,护生的专业自我概念与其学历成正相关,就其职业实践能力,研究生高于本科生,四年级本科生高于二年级本科生;就其满意度维度,本科护生低于研究生。我国学者魏瑞璞等对 240 名临床带教护士的调查显示,≥36 岁、本科学历和护龄≥12 年的带教护士,专业自我概念的得分较高;而<25 岁、中专学历、护龄<3 年的带教护士,专业自我概念得分较低。

(3)护士自我描述问卷(NSDF)所测结果

Monica E. 等运用 NSDF 对瑞典 164 名 3 年制护生在其护理教育实施前、毕业前及毕业后 3~5 年的 3 个时间点纵向追踪其专业自我概念,结果表明,各条目均值均高于 3 分(除外 ability to teach),其护士专业自我概念的总分值分别为 69.16、72.95、72.48,均高于 57 分的平均水平。毕业后 3~5 年的护士,其自我概念得分较高的条目是灵活性、沟通;得分较低的条目是知识获取、科研、领导能力,与 Gullberg M. T.、Jonsson A. 的研究结果基本一致。

(4)比利时医院护士专业自我形象量表(Belimage)所测结果

Siebens K. 等运用 Belimage 调查比利时 9638 名临床护士的结果表明,自认对每天的工作有胜任力者占 70.4%,自认完全有胜任力者占 14.6%,自认稍能胜任者占 14.2%,自认稍微不能胜任者占 0.8%,无自认对每天的工作完全不能胜任者。得分较高的条目主要是身体照护技能、与患者和同事的沟通技能;得分较低的条目则是科研能力、领导能力。Vliegher KD 等调研 785 名家庭护士的结果显示,护士专业自我形象得分较高的条目为身体照护技能、组织能力、与患者和同事的沟通技能;得分较低的条目是知识、与其他卫生工作者的交流能力,该案中自认对每天的工作有胜任力者占 71.6%,自认完全有胜任力者占 19.2%。

除上述学者对护士专业自我概念现状的量性研究,Randle J. 等运用扎根理论深度访谈护生在学习护理课程前、后对专业自我概念的理解,结果显示,护生希望尽快确立其专业自我概念,但因护生在其为患者提供照护的过程中常常力不从心,致其专业自我概念较低。

6.护士专业自我概念的结果因素

近年来全球性护士短缺及护理专业社会形象备受关注,促使众多学者开始探讨护士在工作环境中如何看待自我(即护士的专业自我概念或专业自我形象)对其工作压力、工作满意度、留职意愿等因素的影响。

(1)留职意愿

Cowin L. S. 就澳大利亚悉尼某大学187名新毕业本科护士展开的毕业时、毕业后6个月及毕业后12个月的纵向追踪研究报告中，上述3个时间点以护士专业自我概念各维度为自变量，留职意愿为因变量的逐步回归分析表明，护士的综合自我概念维度(NGSC)是其留职的重要预测因子,具体体现为3组数据:①护士刚毕业时的NGSC可解释其届时留职意愿37%的变异(Beta=0.70,$P<$0.01);②护士刚毕业及毕业后6个月的NGSC可共同解释其毕业后6个月时留职意愿45%的变异(Beta=0.51、0.46,$P<0.01$);③护士刚毕业及毕业后12个月的NGSC可共同解释其毕业后12个月时留职意愿60%的变异(Beta=0.40、0.72,$P<$0.01)。Cowin L. S.[125]以随机抽样法问卷调查澳大利亚528名护士的结果显示,护士的NSCQ所有维度均与其留职意愿成正相关(r=0.21~0.57),其中综合自我概念的相关度最高,知识维度与留职意愿成中等相关(r=0.36);另以专业自我概念及工作满意度为自变量,以留职意愿为因变量,经多元线性回归统计分析表明,护士的专业自我概念(Beta=0.45)、工作满意度(Beta=0.28)对其留职意愿均有正向影响,但专业自我概念的预测作用更大,比工作满意度更能预测留职。

(2)工作满意度

Tkase M. 等用Porter护理形象量表(原版)就80名澳大利亚护士所做其专业自我概念、工作满意度与护理行为的相关分析表明,Porter护理形象量表各维度得分(分数越低,自我形象越积极)与其工作满意度均成负相关,即护士的专业自我概念越积极,其工作满意度越高。其中人际权力与工作满意度指数量表(Index of Work Satisfaction,IWS)的自主性、任务安排、组织政策、职业地位、交流满意度及总体满意度负相关;人际关系与自主性、任务安排、总体满意度负相关;内省能力与自主性、交流满意度及总体满意度负相关，且各相关系数均>0.20。Cowin L. 对护士的专业自我概念与其工作满意度的相关分析亦显示,护士的NSCQ各维度得分与其IWS各维度得分均成正相关(P<0.05),其中护士的综合自我概念与其职业地位满意度的相关最高(r=0.84),照护、知识维度与其职业地位满意度的相关系数r均>0.40,表明提高护士的专业自我概念,将有助提高其工作满意度乃至职业地位满意度。

7.专业自我概念与职业倦怠的关系

已有教师的相关研究显示,教师的专业自我概念各维度(胜任力、人际关系、创新性、与学生的关系、满意度、自我接受)与其情感衰竭、去人格化维度均成负相关,与其个人成就感成正相关,结构方程模型分析表明,教师的人际关系对其个人成就感具正向预测作用(Beta=0.31);与学生的关系对其情感衰竭、去人格化具负向预测作用(Beta=-0.25、-0.41),对其个人成就感具正向预测作用(Beta=0.70);满意度对其情感衰竭、去人格化具负向预测作用(Beta=-0.51、-0.41)。该研究结果表明,提升教师的专业自我概念,可减轻其职业倦怠[10]。以相关研究为鉴,护士的专业自我概念亦与其职业认同、职业倦怠及离职等因素密切相关。

护士的职业倦怠程度直接影响其工作满意度、离职和工作效率,进而影响患者的照护质量。国外学者自 20 世纪 70 年代即关注护士职业倦怠的研究,但迄今大量研究仍聚焦工作情境因素、人格特征及应对方式等对护士职业倦怠的影响,较少关注护士自身的认知评价因素。不少学者认为,护士的职业工作压力本身是影响其职业倦怠的主要原因,但事实上护士是否产生职业倦怠除上述因素,还取决其个体对自我及职业的认知评价。当今,个体认知评价对职业倦怠的影响研究已成其另一重点方向。

专业自我概念反映个体在职业活动中的自我认识、自尊情感和职业行为取向;职业认同是个体基于职业成员身份而产生的积极职业评价。目前,国内学者对护士专业自我概念与其职业认同的研究尚处起步阶段,较多关注测评工具的研制;以实证研究探讨护士专业自我概念、职业认同及其相关因素(如职业倦怠)的内在关联或作用机制者甚少。因此,探讨护士专业自我概念、职业认同的影响因素及其与职业倦怠等结果因素的相关,析出重要预测因子乃促进护士专业自我概念成长之急需,有望为较普遍提升我国护士的专业自我概念水平及职业认同、降低其职业倦怠发挥积极作用,进而为稳定护士队伍的教育、管理提供新路径。

(郝雪梅　刘　刚　刘　超)

第十章　中国女医生职业倦怠对
其职业生涯阻隔的影响研究

　　当代社会,女性受教育程度不断提高,社会角色意识逐渐觉醒,并通过不懈努力逐渐实现了经济的独立和人格的独立,反映在职业生涯上,便是实现了其自身价值在不同领域的不同程度的实现。2002 年,中国共有城镇职工 10 936 万人,其中女职工 4156 万人,占 37.8%(中国统计年鉴,2003),这一比例处于世界的前列,且仍有上升的趋势,反映出女性在社会经济发展中发挥着越来越重要的作用。

　　事实上,在医疗卫生领域,长久以来由于受到传统社会观念的影响,医生这一职业被男性所垄断。在西方社会中医生被认为带有男性特征:理性、客观、技术权威、以极强的进取心面对紧急发生的病案。直到近代,随着妇女地位的不断提高,妇女获得教育权和就业权,参与社会经济活动的深度和广度不断增大,并对就业领域中的社会性别界限有所突破, 女性从事这一职业才被社会所认可。特别是 20 世纪 90 年代以来,我国高校女生比例每年都以 1%的速度增加。高校女生增加的结果之一是越来越多的女性开始走上医生的岗位, 尤其是 30 岁以下的年轻医生中女性几乎占据了半壁江山。在以往男性占绝大多数的医生队伍中, 女性医生数量迅速增加, 所占比例不断提高,1950 年女性医生占总数比例 9.6%,2005 年达到 41.3%,她们已经成为医疗界一支不可忽视的群体。

　　20 世纪末期,西方社会研究中出现“玻璃天花板”理论——“Glass ceiling”,意指对人的发展看不见的、但实际上却存在的阻碍。该理论认为,由于性别和种族差异,妇女和非白人的职业选择和职务晋升被一层“玻璃天花板”挡着,想取得进一步的职业发展难上加难。例如,2005 年 1 月,美国哈佛大学校长在一个学术研讨会上公然声称,“女性存在先天弱点,因此,很少有人在科学和数学方面取得成就”。据报道,近年来获得哈佛大学终身教职的女性数目大幅度下降,如哈佛文理学院 2004 年授予 32 席终身教职,女性只占 4 席。毋庸置疑,社会性别制度给世界医疗界女性医生带来了诸多负面影响,社会提供给女性成长和发展的资源仍少于男性,这些都成为她们职业生涯发展中难以逾越的障碍,最终影响了世界临床医学的整体水平。2001 年 8 月在巴黎召开的世界医学大会对 21 世纪世界医学进行了展望并提出行动框架,其中特别谈到妇女与临床医学问题,提出应加强妇女在临床医学中的参与和作用,发挥她们自身独特的性别优势,加强妇女积极参与医疗领域和社会的决策、把妇女问题研究作为对医疗改革和社会变革具有重要意义的知识等具体措施。

对于目前国内的医生群体,从性别构成上看,女医生所处的职称、职务层次远低于男医生。尽管法律、法规对男女平等的规定相当明确,但具体运作中对女性的排斥、歧视仍然存在,男性总比女性得到更多机会。目前医院的行政与学术领导权大部分掌控在男性手中,女性进入高层的比例很低(甚至低于社会其他领域的平均值),担任领导职位的女性仍属凤毛麟角,副职多,正职少,年轻干部少。如全国百佳医院中的女院长只有 6 位,加上书记、副书记等,比例仅占 9.5%。医院职称头衔越高,女性所占比例越小,形成了一个以男性为顶端、女性为底层的金字塔形的结构。如 2001 年副主任医师以上的女性医生为 14.87 万人,占总数的 29.64%,主任医师比例为 17.39%。

女医生在职业生涯发展中所面临的困境,一方面既体现了各行业女性的共性,另一方面又具有其固有的特点,比如学历高、技术性强、社会影响力大,等等,同时,女医生群体的职业发展状况直接关系到社会和谐和人民群众生命安全,因而她们的职业发展问题具有一定的理论与现实的研究价值。然而,以往国内与女性职业生涯发展相关的学术研究,多聚焦于女企业家、公司的女高管们乃至女性白领阶层等传统意义上的商界成功女性身上,女医生作为一个不断壮大的职业女性群体,所受到的关注却比较少。

国外一些学者对女性医护群体做了一些深入的研究,分析了她们在职业发展道路上所要克服的各种阻隔因素,特别是一些学者对于女医生和男医生的职业发展做了深入的对比研究,取得了一些成果。但西方社会与东方社会文化背景上存在的差异,制度与国情的不同,且国外的研究成果不一定适用于国内。同时,国内关于女性职业发展方面的研究大多聚焦于女护士和女教师群体的职业倦怠问题,对于女医生这样一个特殊群体的职业生涯阻隔的研究几乎仍是一片空白,国内女医生的职业生涯发展受到社会、同行和家庭的多重忽视,国内研究领域对她们如何面对种种生涯困境、克服工作压力、追赶男性医生事业脚步的研究工作,是严重不足和滞后的,没有形成一个系统的本土化理论体系来指导实践。

从总体上来说,本研究关注的是中国女医生的职业生涯阻隔问题,特别是女医生的职业倦怠对其职业生涯阻隔的影响。

女医生作为一个庞大的职业群体,由于其救死扶伤、性命攸关的职业特点,一直保持着其严谨、务实的职业作风,但在事业上往往处于男性上级和同事身后的阴影里,生活上要承担生儿育女的义务,因而女医生群体可说是当代高学历职业女性的一个富有特色的写照。女医生作为高学历女性,可以说是女性中的精英群体,她们较一般女性更为自信和自立,自我期望较高,重视自身发展,更大程度上摆脱了一些传统观念的束缚,女医生的工作具有诸如专业性和技术性强,强调学术成果,讲究资历,整天面对病患,负担重压力大,容易产生工作倦怠等特点,而目前的国有医院,即重视经济效益又要兼顾社会效益,同时还具有很浓的学术氛围,这就使其与一般的企业、政府机关和事业单位区别开来。因此,不论是从女医生的个人处境还是工作环境来看,都具有较强的特殊性,而这个特殊的群体所面临的职业生涯阻隔因素主要有哪些? 职业生涯发展遭遇到的阻隔有何特点? 助人行业中普遍存在的职业倦怠是否对女医生的职业发展造成了阻隔? 女医生所采取的应对策略对职业生涯阻隔有何影响? 这些都是需要研究的内容。

依据上述分析,本研究的具体内容有如下 4 个方面:一是通过文献研究和定性分析探讨女医生职业生涯阻隔因素以及职业倦怠可能对其产生的影响,并在此基础上提出假设和研究架构;二是根据建立的研究架构设计出适合的且具有较高信度和效度的调查量表,并针对所选样本群体开展问卷调查;三是运用描述性统计分析、单因子变异数分析、相关分析及回归分析等数据分析方法对假设及架构进行检验;四是在初步数据分析结果的基础上,结合相关领域研究进行深入讨论,尝试性地提出一些能够帮助女医生克服职业生涯阻隔的建议。

(1)确定研究主题。已有众多国外学者探讨了女性职业生涯阻隔因素及测量问 4 题,尤以对不同行业的女性管理者、不同种族或文化背景的女性研究较多,而国内在这方面的研究工作才刚刚起步,需要一些本土化的研究。针对国内医护群体的研究多集中在职业倦怠方面,已有的研究认为职业倦怠会对职业发展造成不利影响, 但已有的职业生涯阻隔因素方面的研究并未提及职业倦怠,而只是提到了职业倦怠中的"无效能感"这样一个非核心的维度。基于上述认识,本研究将试图对二者的关系进行初步探讨。

(2)文献与理论研究。该阶段主要深入探讨有关理论成果,分为女性职业生涯阻隔综述、职业倦怠综述、职业生涯阻隔与职业倦怠关系的探讨3个部分。通过对国外女性职业生涯阻隔及因素的相关文献进行回顾与归纳,结合职业倦怠特别是针对医护群体的相关研究,对二者的关系进行了初步分析并提出假设和研究架构。

(3)实证研究。实证研究的目的是验证基于文献探讨所提出的假设。研究所用问卷的设计基于文献探讨和研究架构,并根据访谈和预试结果进行了修订。问卷调查采用委托和自行发放相结合的方式,数据统计完成后首先对问卷做信度效度分析,确认该问卷具有良好的信度和效度,然后对数据进行 SPSS 统计分析,相关性分析及回归分析,考察数据对相关假设和研究架构的支持程度,并根据分析结果对研究假设和架构进行验证和评价。

(4)研究结果。根据实证研究情况总结和讨论有关结论,指明中国女医生职业生涯阻隔的特点以及职业倦怠对其职业生涯阻隔的影响,并说明研究的局限性和进一步研究的建议。

职业生涯阻隔(career barriers)是职业心理研究领域的重要概念之一。关于职业生涯阻隔的研究始于 20 世纪 60 年代末 70 年代初,到目前为止,国外学者已对其在诸多领域做了较为详尽的研究,而国内学者对职业生涯阻隔的研究还处于起步阶段,特别是针对女性职业生涯阻隔的研究非常有限。与此同时,影响女性职业发展的阻隔因素也在发生着变化,这些变化对女性的职业生涯发展有较大的影响,因此,对国内女性职业生涯阻隔的深入而持续研究也就显得非常必要。

最早提出职业生涯阻隔的是 Crites,是指在职业生涯发展历程中,个体所遭遇到的内在冲突,如自我概念及成就动机;与外在挫折,如性别或年龄歧视。Swanson 和 Woitke 进一步将"职业生涯阻隔"定义为在个体内部或其外在环境中使职业生涯进程发生困难的事件或情境,这一定义概括性更强,因而被更多的研究者引用,本文也采用此种定义。

对于职业生涯阻隔因素,田秀兰认为它是指个体在生涯发展过程中所遇到阻碍生涯顺利进行的特定因素。这些因素在生涯发展中所扮演的角色往往是相当实际但却常被忽略的一环,若个体未能对这些阻碍有所察觉,将使得个人的潜能无法充分发挥,进而造成发展上的限制。

目前对女性职业生涯阻隔的研究主要集中在以下 4 个方面:①对职业生涯阻隔因素的研究;②对职业生涯阻隔因素分类的研究;③对职业生涯阻隔因素测量的研究;④与职业生涯阻隔相关领域的研究。

在对女性职业生涯阻隔因素的探讨方面,主要有如下一些方式:①研究整个女性群体或某一特殊女性群体的职业生涯阻隔因素(如女性管理者,黑人女性,残疾女性或是从事某一职业的女性);②对两性职业生涯阻隔的差异进行比较研究;③不同行业女性职业生涯阻隔的比较研究;④不同文化背景下女性职业生涯阻隔的比较研究。

在研究女性所面对的具体的职业生涯阻隔因素方面,一些学者对具有不同背景特征的女性群体进行了测量。Ferri 和 Keller 以 68 名电视新闻的女性主播为研究对象,这些女主播的平均年龄为 27.8 岁,研究者利用 35 个问题评量受试者所知觉到的职业生涯阻隔因素,结果得到 6 个因素,依次为:①过度强调女性的身体外观;②在任用、甄选、薪资上的性别差别待遇;③对女性的性别刻板印象;④女性需要证明其能力和价值的压力;⑤家庭和事业的冲突;⑥缺乏专业网络。而 Burlew 和 Johnson 发现,非传统职业的美籍非洲女性认为种族和性别歧视、政治生涯发展的机会有限以及难以找到指导者是其职业生涯成功的阻隔。此外,Still 和 Timms 以 33 名年龄在 50 岁和 60 岁之间的女性管理者和职业女性为研究对象,通过个别访谈发现这些女性所知觉到的职业生涯阻隔因素有五个,分别为工作中的男性文化和性别歧视、过去的决策和现在动态的工作环境、对老年人的歧视、第二种"双重负担"(即要调节经营多年的职业上的需求与照料年长的亲戚)以及职业与亲属关系的冲突。Simpson 和 Holley 以 80 名女性运输及后勤管理者为研究对象,发现她们倾向于经历的是态度上的阻隔,大部分女性感觉到了男性俱乐部、同事的偏见以及性别上的差异,而缺乏职业生涯指导同样也是重要的阻隔;并且他们发现,重组可以减少职业生涯阻隔,特别是态度上的阻隔。可以看出,歧视、刻板印象、家庭因素、重要他人的影响是普遍存在的阻隔因素。

在对职业生涯阻隔进行研究时,更多的学者选择在对女性的阻隔因素进行了探讨的同时,也将男性的情况与之做对比,从而发现两者之间存在着差异。Beason 针对 224 名中等学校校长所做的职业生涯阻隔因素研究发现,男、女校长在职业生涯发展过程中都同时面临人际与组织的问题,而缺乏性别认同、缺乏角色模范及专业支持网络是形成女校长生涯阻隔的原因。Simpson 针对 250 名 MBA(女性 100 名,男性 150 名)进行了研究,认为女性在男性主导的文化中(如组织中的男性俱乐部)被边缘化,为了保住现有的职位她们需要在工作中付出更多,因而影响到家庭(如保持单身或不生小孩),在女性占有大多数且进入组织中的较高职位时组织文化可能会改变, 接受 MBA 教育可以帮助女性进入高级管理职位从而从一定程度上帮助她们克服阻隔。Ruth 以 221 名管理者(91 名女性和 130 名男性)为研究对象,发现女性在以男性为主导的组织中,为了避免因遭受非议或是上司的不满而影响到升迁, 不得不保持和额外加班的男性一致,形成一种形式上的竞争,因而潜在性地增加了工作时间和工作强度,进而导致了家庭和工作之间的冲突,而男性在这方面受到的影响很小。Pine 和 Ng 对香港的 108 名酒店管理者(女性 52 名,男性 56 名)进行了研究,发现女性管理者意识到的职业生涯发展的阻碍主要有 4 个方面, 按其重要程度排列依次为:工作中缺乏支持体系、提升不公平、工作方面的知识不足和缺乏指导。而男性的排序则是:工作方面的知识不足、工作中缺乏支持体系、缺乏指导和提升不公平。何建华和周海鸿对国内 108 名 MBA(女性 68 名,男性 40 名)进行了研究,发现女性 MBA 毕业生与男性相比,在职业生涯发展方面确实存在更多的障碍因素,这些障碍因素按照障碍严重程度由高至低依次为:性别角色、信息咨询、成功恐惧、婚姻家庭、择业环境、刻板印象,而样本中的男性仅在信息咨询、择业环境两项因素上存在障碍。

从以上的研究可以看出,有一些职业生涯阻隔因素是男性和女性均可能遭遇的,如缺乏支持体系,工作场所的阻碍,工作方面的知识不足,缺乏指导等。同时,女性的职业生涯阻隔因素又存在其特殊性。本文的研究重点是女性特有的职业生涯阻隔因素,因而被试将仅包括女性医生,在后续的研究中,可以考虑进行男性医生和女性医生的对比研究,这将有助于我们更好地了解女性医生所面临的职业生涯阻隔的特殊性。从以上研究不仅可以看出女性与男性所遭遇的职业生涯阻隔不同,还可以看到不同行业女性所遭遇的职业生涯阻隔因素存在差异。此外,Fang Lee Cooke 对 1977 名(86%为女性)分布在 10 所不同的上海高校的大学生进行了调查,研究了中国在改革开放期间的政府机构、学术领域、民营企业中的女性管理者及个体创业的女性和农村中的女性管理者,发现这些处在不同行业的女性会遇到如下一些阻隔因素:歧视性的就业规则及政策、农村女性的教育水平低下(教育水平并不对政府机构及知识密集型公共部门的女性职业发展构成阻隔)、女性获取管理性工作主要依靠个人或家庭的关系网、公众对于女性领导者的了解和认识有限、媒体的负面影响、社会很难容忍女性超越男性的观念。

在不同文化背景的比较研究方面,如 Vimolwan 和 John 对亚洲(包括中国大陆、中国香港地区、中国台湾地区、印度、日本、韩国、新加坡、泰国)的女性管理者进行的跨文化的概括性对比分析,认为文化和传统对亚洲女性的发展构成了挑战,文化并没有改变,而是依旧牢固。但是社会的价值观,以及对女性角色和性别平等的看法正在转变。性别角色、人力资本、组织惯例、社会文化等都是亚洲女性走上管理岗位的阻隔因素。组织中的一些惯例是阻隔存在的基础,但一系列的文化因素是造成阻隔的根源。除非个体、组织及社会对女性性别角色意识产生转变,女性依旧会在管理地位的竞争中处于不利位置。在不同的行业女性所遭受的阻隔程度不同,法律上的改革并不能帮助女性超越女性角色印象给她们带来的阻隔。由此也可以看出,一些传统的社会文化和价值观正是透过组织而对女性的职业发展产生着阻隔,对于不同的行业,有必要在研究的基础上给予不同的生涯指导建议。

本研究正是对特定文化背景下特定行业的女性的职业生涯阻隔因素进行探究,一些国外学者已经在相关领域进行了一定的研究。I. C. McManus 和 K. A. Sproston 对 1963 年到 1996 年英国女医生的有关统计数据做了分析,认为女医生在医院中所占比例的增加很大程度上是由于在过去的 30 年中女性在医科学校中所占的比例迅速增加,总体来说并不存在证据证明对于女医生群体有不成比例的晋升,尽管在外科,妇产科,妇科,女性似乎较难晋升到 SHO 等级之上,在麻醉科,每一个职业阶段上女性都相对缺乏。对职业偏好和意图的分析显示,不成比例的晋升并不能由女性的差异化的选择来解释。买买提·帕丽达和落合幸子以日本茨城县的 3 所医院的 647 明护师为研究对象,探讨了护师职业认同的形成过程及影响其形成的因素,认为随年龄的增长,护师的自我认同也相对提高,工作经验的积累会提高选择护师专业的信心,而应届毕业生通常无法对护师这一职业感到自豪,而影响护师的职业认同的形成的为职业决定的过程,婚姻状况及崇拜人物的有无等因素。Anne 和 Susan 以 540 名医疗保健行业的管理者(包括 315 名男性和 225 名女性)为研究对象,从组织及内在与外在关系网的角度,分析了女性的职业生涯阻隔因素,发现应缴纳的会费对女性管理者加入专业协会造成了阻隔,且性别差异影响到管理者所渴望获取的实际利益和表面利益。

而目前,国内对女性医护人员的职业生涯方面的研究,主要集中在护理人员的职业生涯管理、职业生涯规划、职业认同、工作倦怠、职业高原现象、职业压力、职业紧张等问题上。黄明和丁平英(2005)分析了外部环境(如护理从业人员社会地位、经济地位、社会舆论、择业价值观)及医院内部环境(如组织文化和组织态度、管理者素质、管理机制)对护理人员职业生涯发展的影响,认为加强对护理人员从业人员的职业生涯教育和职业管理,适应人们追求成功、追求实现自我价值的需要,把组织发展的目标与个人的追求有效地结合在一起,是稳定护理队伍,提高护理管理的有效途径。

在对职业生涯阻隔因素分类的研究方面,主要集中在二分法和三分法上。二分法即将阻隔因素分为内在阻隔和外在阻隔两类,主要的研究者有 Crites、O'Leary、Farmer、Harmon、Fitzgerald & Weitzman、Betz、London 等。三分法即是将阻隔因素分为背景/情境、个人/心理及社会/人际三类,主要研究者包括 Sobol、Nivea & Gutek、Swanson & Tokar 等。

通过对职业生涯阻隔相关文献的回顾,我们对女性职业生涯阻隔因素进行了总结,认为它们可以纳入不同的层面:全球、国家、组织和个人。而结合本文的研究对象的特征,在本文中则根据二分法,将阻隔因素分为内在阻隔与外在阻隔,其中组织层面主要包括个体从事工作、学习等社会活动时所属的机构以及个体所属的大家庭。

从某种意义上说,组织层面的阻隔因素,是全球及国家层面的阻隔因素向社会及个体关系更为紧密直接的小规模社会组织的延伸,主要分为如下一些因素:

(1)歧视。如性别歧视、种族歧视、年龄歧视等。性别歧视是指男女两性中存在的不平等对待方式,反映在职业发展中,往往表现为女性的职业范围较男性狭窄,待遇上女性担任职位及报酬较男性低,同工不同酬,以及在任用、选拔、提升方面的区别对待等;年龄歧视主要表现为歧视年长者或没有丰富的工作经验年轻者;种族歧视,是指某一种族因种族优越感作祟,以致对其他种族产生敌视、迫害等不平等待遇。个体在职业生涯发展过程中遭受歧视,心理上往往会产生自卑、退缩的心态,进而阻碍其职业发展。

(2)刻板印象。指个体对某人、事、物或情境获得印象后,所持的固定态度或观念,而当个体再遇到同类的人事、情境时,则将给以固执的反应或观念。若当社会中对某群体所存在的普遍印象是属于负向的,则将会限制该群体在社会上的发展,进而阻碍其生涯发展。如女性不被鼓励在非传统领域选择职业,对妇女能力的消极看法以及对待处在决策岗位的妇女的消极态度,对妇女的职业刻板印象等。

(3)重要他人的影响。个体职业生涯发展常受到亲人、师长及同事等重要他人的影响,范围包括他人对于个体职业生涯上的支持程度,他人给予个体的相关意见以及个体对生涯楷模的学习等。具体阻隔因素如重要他人不支持(包括上司、同事、父母、配偶等),缺乏榜样,缺乏职业指导,缺乏社会或专业网络,男性文化组织(通常是男性占主导地位的管理队伍,男性俱乐部等)。

(4)来自家庭的影响。女性依赖男性(包括经济依赖,替代性成就动机等),女性平衡事业与家庭的困难(结婚时间,生育计划,子女的干扰,照顾亲属等),早期家庭社会化过程等。

此外,个人的阻隔因素可分为如下几类:

(1)自我概念。指个体对自己各方面的综合看法。Swanson 与 Tokar 曾强调自我概念是形成个体生涯阻隔的内在冲突因素之一,如个体身体的自我概念模糊或持负向的自我概念,则易产生对于工作世界及生涯相关信息等各方面疑惑,形成生涯不确定的情形。Walters 和 Saddlemlre 指出,个体对本身需求、价值观的不确定,而做不出正确的生涯决策,阻碍其生涯发展。

(2)自我效能。自我效能是指个体对于本身完成某项工作能力的主观性评价。Betz(1994)与 Mcwhlrter、Torres 和 Rasheed 发现,女性在生涯发展过程中会呈现出较低的自我效能期望,形成生涯上的一大阻隔。此外,Swanson 和 Tokar指出,自信心与个体的自我效能有着很大的关联,个体的自我效能俞高,则其对于完成某项工作的信心程度也就俞高。

(3)人格特质。人格指个体在适应人、事、物等情境时,所显现出异于其他人的性格。Slaney、Stafford 和 Rushell 指出,缺乏自信、无安全感、以及焦虑的人格特质,是造成生涯阻隔的最大因素。此外,Hall 强调,若个体的人格特质倾向容易受挫伤害者,则他们将会对其所面临的阻隔做出无效的因应策略,进而重复阻隔模式的循环。具体阻隔因素如低自尊,成功恐惧,低成就动机,缺乏冒险精神等。

(4)生涯态度。主要指个体在生涯发展过程中对于生涯相关事物所抱持的想法、信念,例如工作满意度、职业兴趣、工作的态度等。Greenhaus、Hawkons 和

Brenner 指出,个体对于工作所抱持的信念、价值观,常会与现实的工作环境产生差异,进而限制个人的就业市场,阻碍生涯发展方向。Swanson 和 Tokar 认为,个体对于其工作上的不满,是阻碍生涯发展的主要内在因素之一。

(5)角色冲突。包括了性别角色冲突、多重角色冲突等。

(6)无法控制的个人条件。如外表,健康状况等。

在对职业生涯阻隔因素的测量方面,一些学者开发出了相应的测量量表。Swanson 和 Tokar 以 558 名大学生(313 名女生、245 名男生)为施测对象,编制成"职业阻隔因素量表(CBI)",该量表共有 112 题,18 个分量表分别为:性别歧视;缺少信心;多重角色冲突;子女的干扰;年龄和种族歧视;性别角色冲突;不适当的经验或训练;不被重要他人支持;对未来不确定;未决策或信息不够;对职业生涯不满意;需要重新安置;不知道如何找工作;就业市场过于饱和;不确定结婚生子的计划;缺少伴侣的支持;不被鼓励进入非传统学习领域;身体状况不好。之后,Swanson 和 Daniels 重新修订职业阻隔因素量表(CBI-R),该修订版共包含 70 题,13 个分量表,较为简便。13 个因素分别为:性别歧视;缺乏自信;多重角色冲突;小孩和职业生涯需求的冲突;种族歧视;职业生涯准备不足;重要他人不赞成;很难做决定;对职业生涯不满意;不被鼓励选择非传统领域的职业生涯;健康方面的问题;工作市场的限制;社会化困难或支持网络不足。田秀兰(1998)根据开放式问卷所得结果及相关文献,编制出一套"生涯阻碍因素量表",该量表与前者不同之处在于,除了关心一般大学生对求学阶段生涯阻碍因素的知觉之外,也试图了解大学生对毕业后,对工作升迁以及婚后平衡家庭和事业等方面可能遭遇之阻碍因素的体会情形。该量表包含80 题,12 分量表,分别为:自我认识;性别上的差别待遇;家庭责任;学校科系;他人支持;对女性的态度;多重角色压力;不鼓励选择非传统职业;对工作不满;竞争条件;不可控制之个人条件;婚姻及子女问题。田秀兰除了量的研究之外,也进一步以质的分析方式探讨女性,访谈 12 位大专以上教育程度、平均年龄为 32 岁之女性在学者或在职者,结果将一般女性所知觉到的生涯阻碍因素核心类别,归纳为背景/情境、个人/心理及社会/人际 3 大类,并形成一假设性阶层性模式,以了解这些阻碍因素之间的关系。

虽然有学者开发出了测量量表,但多数学者在对此问题进行研究时,仍是运用访谈法或自制的调查问卷进行探讨,使得此方面的研究多为实证性研究。因此,本研究将参考之前学者的职业生涯阻隔因素量表,归纳出如下一些共有的阻隔因素:性别歧视;角色冲突;家庭与事业冲突;重要他人不支持;低职业生涯满意度等等。同时,针对国内女医生群体的特殊性,在此基础上根据研究需要对其进行修订,重点考察之前总结的部分职业生涯阻隔因素,编制有针对性的量表。

结合已有的研究及对部分女医生的访谈结果,本研究采用以往的研究较为认可的二分法,将国内女医生的阻隔因素划分为内部因素和外部因素两类,并将内部阻隔因素集中于个人内在层面,将外部因素集中于组织及家庭层面,主要包含性别歧视、性别刻板印象、重要他人不支持、缺乏社会网络,平衡事业与家庭的困难、自我概念模糊、低自我效能感、人格特质、低职业生涯满意度、角色冲突等10个方面。同时,考虑到研究对象是高学历的女性,且处在东方文化背景之下,结合我们的研究重点,我们无须探讨种族歧视、性骚扰、就业市场限制、不充分的就业准备等阻隔因素。这些阻隔因素将在之后的职业阻隔量表问题的设置方面体现出来。

职业倦怠也称工作倦怠,在过去的30多年中,它逐渐成为西方人力资源管理领域的研究热点。职业倦怠的定义最早由Freudenberger提出,他认为职业倦怠是一种情绪性耗竭的症状,这种症状最容易在工作情景中出现,由于工作本身对个人的能力、精力以及资源过度要求,从而导致工作者感到情绪枯竭、筋疲力尽的一种状态。其后的学者随之对工作倦怠进行了深入探讨,其中Maslach和Jackson S. E.对职业倦怠所下的定义是被后续研究引用最多的,得到了大部分研究的认同。他们用三维模型对职业倦怠做了操作定义,该理论模型最初是针对专业助人行业提出的,Maslach与Jackson在对服务行业进行访谈和个案研究的基础上编制了工作倦怠量表(Maslach Burnout Inventory,MBI),通过对量表的探索性因素分析,Maslach等发现,工作倦怠可以从3个维度来加以定义,它是个体在工作中对持续的人际应激源的反应所引起的心理综合征,有情感衰竭、人格解体、个人成就感降低3个成分组成。此外,Pines认为职业倦怠是由于个体长期处在对其情绪资源过度要求的情境之下,所产生的一种生理衰竭(physical exhaustion)、情感衰竭(emotional exhaustion)和精神衰竭(mental exhaustion)的状态。

经过众多学者对职业倦怠的广泛而深入的研究,共形成了最具代表性的3种理论模型。

Maslach的三维度理论模型,从情感衰竭、人格解体、个人成就感降低等3

个维度对工作倦怠加以定义。情感衰竭是指一种过度的付出感以及情感资源的耗竭感,代表工作倦怠的个人应激维度,它是职业倦怠的基本成分,也是三个维度中报告最广泛、分析最彻底的一个,代表着工作倦怠的核心内容,其特征是缺乏活力,过度疲劳,经常伴随着挫折、紧张,个人在心理层面上自认为无法致力于工作。人格解体(depersionalization)是对他人消极、冷淡、过分隔离,视其服务对象为"物",而非当成"人"看待,同时伴随着愤世嫉俗以及冷淡的态度和情绪,代表人际关系维度。个人成就感降低(diminished personal accomplishment)是指自我能力感降低,表现为个体对自己工作的意义和价值的评价降低,甚至倾向于对自己做出消极评价,感觉无助以及自尊心下降,丧失对工作的积极性,不再付出努力,代表自我评价维度。Maslach 等认为,职业倦怠的发生是一个连续的进程, 在这个进程中, 一个维度促使了另外维度的发展。随着研究的深入,Maslach 将其职业倦怠的概念进行修正,并将 MBI 着重于人与人之间的关系,修改为着重于人与工作间的关系, 修正后的概念也包括 3 个维度:耗竭(exhaustion)、疏离(cynicism)、无效能感(inefficacy)。其中耗竭是指个体的心理资源(包括情绪的、认知的等)被耗尽的感觉;疏离,指个体产生的一种对工作多个方面(包括对人、对事等)的一种消极的、冷漠的或与工作极度分离的反应;无效能感是指自我效能感降低、缺乏成就感与创造能力等几个方面的综合。Schaufeli 等在 MBI 的基础上,建构了适合所有职业领域的马氏倦怠感通用量表,包括情感衰竭、消极怠慢和专业效能感 3 个维度。三维度理论已成为工作倦怠领域中影响最大、居主导地位的理论模型。

随后,Maslach 与 Leiter 等在多年研究的基础上,提出了人与工作匹配理论的角度来重新认识工作倦怠感的观点。他认为工作倦怠感是由于人与工作不匹配所导致的,并提出了初步的研究模型,即从工作负荷、工作控制感、激励、沟通、公平、价值观等 6 个方面来衡量人与工作的匹配程度。个体在这 6 个方面的匹配程度越低,越可能产生工作倦怠,而不匹配则可能与心理契约有关。Pines的单维度理论,与 Maslach 等的观点不同,该理论没有将工作倦怠限定在专业助人行业,并认为倦怠现象普遍发生在日常生活中的许多方面,不仅发生在工作情境中,还发生在婚姻关系、政治冲突等情境中。Pines 从 Maslach 三维度结构中的衰竭维度对倦怠加以定义,并认为不论倦怠的程度如何,它所包含的生理、情绪及精神衰竭这 3 个基本的成分不变。Pines 等根据临床经验以及对个案的研究,也形成了自己的倦怠量表(Burnout,Measure,BM),但它的信效度却一直受到许多学者的质疑。

除此以外，还有 Shirom-Melamed 工作倦怠理论模型,Densten 的五因素模型,Moore 的工作倦怠结果归因模型,Payne 和 Fletcher 的支持和资源倦怠模型。本文主要参考运用最为广泛的 Maslach 的三维度理论模型,在此便不再详述其他几种模型。

在职业倦怠的影响因素方面,陆昌勤对影响工作倦怠的因素进行了综述,认为大致可以分为三类:一是工作和职业特征因素,包括角色冲突与角色模糊、工作超负荷、职业类型等;二是组织因素,包括组织的奖惩体系、组织支持、组织给予员工的参与程度、组织变革等;三是个体因素,包括内/外控、自尊水平、自我效能感、个体期望值等。此外一些人口学变量也会对工作倦怠感产生影响。

职业倦怠的策略方面, 目前运用最广泛的是 Maslach Burnout Inventory (MBI,Maslach & Jackson;Maslach,Jackson & Leiter) 以及 Burnout Index(BI; Pines,Aronson & Kafry)。

Maslach 对工作倦怠的研究进行了较为全面的概括, 他所提出的 MBI (Maslach Burnout Inventory) 问卷在职业倦怠的测量方面得到了非常广泛的运用。MBI 共有 3 个版本:MBI-HSS(MBI-Human Services Survey)、MBI-ES(MBI-Educators Survey)与 MBI-GS(MBI-General Survey)。最初的 MBI 是自陈量表,包含 22 个项目,共有 3 个分量:情感枯竭(9 个项目),非人化(5 个项目)和自我成就感降低(8 个项目)。

MBI 量表的编制建立在面谈和早期的问卷调查的基础上,其项目以陈述句的形式出现,对项目进行 7 级评分,从 0~6,分别对应个体对该项目中表述问题的发生频度进行选择,"0"为"从来没有出现","1"为"1 年中出现几次","2"为"1 个月出现 1 次或更少","3"为"1 个月出现几次","4"为"1 周 1 次","5"为"1 周几次","6"为"每天都出现"。

一些学者在研究中发现,前两个版本的 MBI 用于非助人行业时,情感衰竭和人格解体两个维度的重叠很大,因此 MBI-GS 应运而生,它着重于人与工作间关系, 使用范围扩大到非服务行业领域。而随后 Schaufei,Leiter,Maslach 和 Jackson 又对此做了修改,将 24 个项目缩减为 16 个,包括 3 个子量表:情感枯竭(5),冷漠(6),职业效能感(5)。Schaufeli 等针对 MBI 量表结构问题做了一系列研究,对 314 名大学生和 619 名雇员使用 MBI-GS 测量工作参与度,并检测 MBI-GS 的结构效度,对这两组被试进行验证性因素分析,结果支持 MBI-GS 的三因素结构。

　　MBI-GS 编制的时间还不长,信度和效度还有待于进一步的检验。但是现有的研究成果还是比较积极的,同时验证性因素分析的结果也支持了工作倦怠的三因素模型 MBI 的信度与效度。总的来说 MBI 已成为测量职业倦怠的首选量表,且已得到信、效度支持。

　　Pines 等编制了心身耗竭量表,其中包括 21 个项目用以测量心身耗竭程度,侧重于生理、心理能量和情绪方面的衰退和枯竭。量表采用频度计分,共分为 7 个等级,项目主要关注认知和情绪,如"感觉没有价值""拒绝"。BI 较 MBI适用范围更广,它既可测量服务行业,也能适用于其他行业,是除 MBI 外使用最多的自陈量表(Schaufei & Dierondonck),在设计上只有 1 个维度,但由于该结构缺乏验证性因素分析的证明,且对 BI 的研究相对缺乏,其应用受到了一定的限制。

　　运用这些量表,国内一些学者针对医护人员进行了相关的实证研究,分别从不同的角度对医护人员的职业倦怠现象进行了研究。例如,赵玉芳和张庆林以重庆市、四川省和河南省四所医院的 253 名医生为研究对象,分析发现医生职业倦怠的两个维度达到了很严重的水平,但成就感很高,工作 16~20 年的医生情感衰竭最严重, 精神科医生情感衰竭和人格解体化程度高于其他科室医生,中级职称的医生情感衰竭程度最严重。任霞和孙红以北京市 3 家三甲医院各科室的 256 名临床医生为调查对象,采用 MBI-HSS 进行了实证研究, 发现81.2%的被试者有一定程度的情感衰竭现象, 男性医生在人格解体和个人成就感方面要显著高于女性医生,未婚医生在去人性化方面要显著高于已婚医生,低职称者在人格解体方面显著高于高职称者,其个人成就感低于高职称者。此外,她们采用多阶段分层抽样方法对 240 名北京市三级甲等综合医院的女性医生进行调查,发现女性医生"情感衰竭"(EE)的分值高于 MBI 参考值,"自我成就感"(PA)的分值低于 MBI 参考值,且差异具有统计学意义;女性医生社会支持总分较高,职业倦怠和社会支持之间呈显著负相关。郑飞中和陈莉以浙江省内 84 名医生为研究对象,发现科室、职称、性别和工作年限是影响职业倦怠的主要背景因素。外科医生职业倦怠最为严重,20 年以上的工龄是医生职业倦怠最严重的阶段;不同性别、职称的医生职业倦怠程度不同,男性医生职业倦怠较严重,主任医师的个人成就感高。从以上的实证研究可以看到,职业倦怠现象普遍存在于医生群体中,不同群体在不同的维度上存在差异,工作年限、科室、职称、性别、社会支持等因素均会影响到职业倦怠感。

此外,在量表的改进方面,李超平、时勘等修编了 MBI-HSS 用以调查我国医护人员的工作倦怠,该量表包括情感衰竭、情感疏远和个人成就感三个分量表,有较好的信度和效度,该量表的编制得到了 Maslach 的直接指导。李媛对 MBI 量表进行了本土化修订,并以上海市的民营企业、国有企业、三资企业以及政府部门的员工供 1004 人为研究对象,对上海市的职业倦怠现状进行了调查与比较分析,并将职业倦怠的测试结果与性格特征的测试结果进行了相关性分析,针对不同性格特征的员工提出了不同的避免工作倦怠的措施。

从以上文献的回顾中不难发现,职业倦怠作为一种心理综合征,表现为一种精神状态,而作为衡量这种心理综合征的维度之一的"无效能感",正是女性职业生涯阻隔因素之一,也就是说,如果个体患有职业倦怠症,将有可能导致其遭遇职业生涯阻隔。

例如,Maslach C. 的研究发现,倦怠影响个体的工作满意度降低,工作效率下降、缺勤、离职、医疗事故和个人意外的发生率增加,并可能激化个体的各种危机,导致冲动行为、同事冲突、婚姻和家庭冲突等。王晓春和甘怡群对国外工作倦怠研究的现状进行了回顾,发现职业倦怠会对个体的身心状况和个体的工作以及个体所在的组织产生巨大的影响,职业倦怠会影响个体的工作,因为职业倦怠程度越高,工作效率越低,工作效果越差,缺勤率越高,跳槽的可能性越大。Ahola 等总结描述了工作倦怠的以下几种表现:①工作失败、精力耗尽、疲惫不堪;②创造能力丧失;③失去对工作的责任感;④疏离服务对象、同事、工作及工作单位。此外,Maslach C. 等的研究表明,自尊水平与工作倦怠感有很强的相关,自尊水平低的个体更易受到否定性信息的威胁,因而更容易产生倦怠感,自尊水平是工作倦怠感的一个显著的预测变量,而工作倦怠感也会损害个体的自尊水平,而低自尊正是职业生涯阻隔因素之一;低自我效能期望是职业生涯阻隔因素之一,而 Brouwers 等通过纵向追踪发现,情感衰竭反作用于教师效能感,即情感衰竭会降低教师效能感,从而有可能对其造成职业生涯阻隔。不仅如此,Gundersun L. 研究发现,医生作为医院的一线工作人员,工作压力大、工作时间不稳定,这就使得医生成为工作倦怠的易发群体,医生的倦怠表现有其自身的特点,特别是其会对患者产生灾难性后果。工作倦怠对个体的身心健康、工作、家庭及其所在的组织都带来消极影响,引起个体工作绩效下降,家庭矛盾、易患身心疾病或药物成瘾。以上研究均表面职业倦怠有可能直接或间接地导致个体遭遇职业生涯阻隔。

此外,职业倦怠的产生是由个体因素、家庭因素、组织因素、工作和职业特征因素及其相互作用所致的,而一部分职业生涯阻隔因素也来自于这几个方面,如角色冲突、角色模糊、同事和上级的支持、家庭的支持、婚姻状况、自尊水平、工作满意度、组织中的公平感等因素即是影响个体职业倦怠感的因素,同时也影响其职业生涯阻隔的因素;工作年限、性别等人口变量均会影响到个体的职业生涯和职业倦怠感。

虽然上述文献说明职业倦怠可能是造成职业生涯阻隔的变量或中间变量,但在以往的研究中,并没有学者提出职业倦怠是造成职业生涯阻隔的因素之一,也即并没有文献对这种可能性予以支持,因而有待通过进一步的实证研究来检验。

本研究选取武汉市四家医院的 212 名医生为调查对象,对自编职业生涯阻隔、职业倦怠及因应策略调查问卷进行了内部一致性信度、结构效度等检验,对收集的调查数据进行了描述性统计分析、单样本 T 检验、单因方差分析、多重比较检验、相关分析、回归分析等统计分析。结果发现:

(1)部分人口统计变量对女医生职业生涯阻隔有显著差异。其中,职称较高者在性别歧视、重要他人不支持、不利的人格特质、低职业生涯满意度、角色冲突、自我概念模糊等方面阻隔程度都相对小于职称较低者;31~40 岁的女医生感受到的角色冲突、重要他人不支持、平衡事业与家庭的困难、性别歧视等阻隔的程度明显高于其他人群;工作年限在 3 年以内的女医生在缺乏社会网络、低职业生涯满意度等方面存在较多的阻隔。此外,已婚女医生感受到较多的重要他人不支持、缺乏社会网络、平衡事业与家庭的困难、角色冲突等阻隔,而学历较高的女医生在性别歧视、重要他人不支持、角色冲突、平衡事业与家庭的困难、缺乏社会网络等方面存在较少的阻隔。

(2)女医生的职业倦怠与职业生涯阻隔呈显著正相关,女医生的职业倦怠与其个体内在阻隔呈显著正相关,其职业倦怠的耗竭维度及疏离维度与其个体内在阻隔及组织层面阻隔均呈显著正相关,但无效能感维度与其个体内在阻隔及组织层面阻隔并不显著相关,这可能与高学历女性具有较高的自我效能期望有关,也是女医生这样一个高学历群体的重要特征。此外,女医生个体的职业倦怠对其职业生涯阻隔有显著的预测效果。

(3)女医生采取积极的应对策略并没有显著改善其职业生涯阻隔状况。这反映了女医生能否顺利克服职业生涯阻隔,并非仅仅依靠她们采取积极的职业生涯态度和策略便能够实现,选择一个行业之后,她们的职业发展仍将受到众多的限制,个人的力量是有限的,要改变现状,还需要得到更多来自社会、组织和家庭的支持。

尽管本次研究力求符合科学原则,但是受时间、资源等的限制,仍然存在许多欠缺,主要表现在如下的两个方面:

(1)样本量的限制。本研究受问卷发放渠道的限制,所能找到的样本量有限。此外,武汉地处中部,文化背景及思想观念方面与东部沿海地区仍存在较大差异,仅在一座城市抽取样本,使得研究结论的适用范围有限,不能推广到更大范围,今后需要在不同地区抽取更大数量的样本量进行研究。

(2)样本不完全随机性。本次研究选取武汉地区部分医院女医生作为研究对象,委托朋友和亲属发放调查问卷,这使得研究对象不具备完全随机性,可能会影响有关结论的准确性和普适性。

(3)问卷的局限性。由于职业生涯阻隔量表部分,没有公认的针对医护群体的可靠而有效的量表,本次研究自行设计了问卷。尽管我们对问卷进行了修正,但依然可能存在疏漏和不合理的设计,比如阻隔因素可能会有遗漏。这些问题可能降低结论的可信性。

(4)研究内容的局限性。鉴于本研究的重点是女医生的职业生涯阻隔,因而着重研究了女医生职业生涯阻隔的特点,以及职业倦怠对职业生涯阻隔的单向影响,本研究还有待于研究职业生涯阻隔对于职业倦怠的影响,深入探讨二者的关系。

目前,在我国女性职业生涯阻隔是一个较新的且富有实践意义的研究课题,本次研究仅仅对女医生群体的职业生涯阻隔进行了浅显的探讨,并分析了医护行业普遍存在的职业倦怠现象对女医生职业生涯阻隔的影响,并发现还有许多问题值得深入分析和研究:

(1)深入研究高学历女性职业生涯阻隔的特点。高学历女性是女性群体中的精英分子,也是一个正逐渐壮大的群体,他们在社会中越来越具有影响力,因而有必要关注高学历女性的职业生涯阻隔状况。

(2)进一步完善女性职业生涯阻隔问卷。作为基本的研究工具,本次研究问卷的信度和效度都有进一步提高的空间,非常有必要开发更加完善的本土化的女性职业生涯阻隔问卷。

(3)深入探讨职业倦怠与职业生涯阻隔的关系。本文仅仅研究了职业倦怠对于职业生涯阻隔的影响，如果进一步研究职业生涯阻隔对职业倦怠的影响，可能将在二者的关系方面有一些新的发现。

(郝雪梅　许秀萍　许壮莹)

第十一章　医生职业倦怠与
医疗差错的相关性研究

医生是高风险行业之一,作为救死扶伤的一线工作者,医生每天要面对千变万化错综复杂的病情、形形色色的患者及家属,其承受压力之大可想而知,成为职业倦怠的易感人群。医生是职业倦怠主要表现可归结为情感衰竭、人格解体、个人成就感降低3个方面。医生的职业倦怠除了会影响到其自身健康和发展,也会造成负面的社会影响,如医疗差错增加、医务工作者流失等严重不良后果,同样有证据表明医疗差错作为一个独立的影响因素,也会对医生职业倦怠产生不良影响,这一点已经得到国内外诸多学者的证实。尽管医生及医院管理者努力改善患者安全降低医疗事故的发生,但医疗差错仍然是患者发病率和死亡率的常见原因近年来国内外专家学者对医生职业倦怠状况、医疗差错及其危害有一定的研究,但缺少对医生职业倦怠与医疗差错二者内在联系做全面的研究。因此,重视医生的职业倦怠现象,探索医生职业倦怠与医疗差错内在联系,积极改善医生职业倦怠、减少医疗差错已势在必行。

国际劳工组织在一个报告中明确指出:"世界正处于一个过度紧张的状态。"过度紧张会导致个体精神和身体无法协调,严重时会出现精神焦虑、个人沮丧、抑郁以及工作能力下降的等一系列表现,我们将此类现象统称为职业倦怠(Job burnout)。职业倦怠已成为现代社会中普遍存在的一种状况,医疗行业人员尤为明显。研究表明每年有大量的医护人员出现职业倦怠,这一现象已经吸引了国内外心理学家的关注。医生作为特殊的职业群体,一旦发生职业倦怠,会直接影响其所提供的卫生服务质量,并有可能导致医疗差错发生,而且医疗差错发生后一旦处理不当,同样也会进一步加剧医生职业倦怠的状况所以从医生角度出发去探索职业倦怠的原因,寻求克服职业倦怠的方法,已成为医学专业管理组织研究的一个重要问题。

医疗差错(medical error,ME)是医疗并发症最常见的原因,是影响医疗安全的最重要因素。这一点已经被全世界医疗卫生系统所认可,并且已经在一定程度达成了专家共识。这一问题在发达的国家里就表现得尤为严重,医学会的报告《人皆犯错》中的数据显示,医疗差错在美国导致患者死亡中是有统计以来的所有原因中占到第8名,同时令人触目惊心的是58%致死事件本可以避免,这一点已经引起医疗管理者注意并努力去寻找可以降低医疗差错的措施。我们必须意识到医疗差错是构成医疗安全的核心一环,这一点已经吸引了越来越多的关注,目前医疗差错也成为世界的医疗问题,越来越多的健康风险研究机构已经投入了大量精力也做了很多工作。近年来医疗差错在国外被认为是住院患者医源性疾病一个重要原因,许多医疗差错很微小,但其发生与患者的发病率、死亡率以及医疗费用增长密切成正相关,由此就可能引发法律诉讼和纠纷,危害医疗环境和社会和谐。但是我国目前医院管理实践中,重视医生职业倦怠及 ME 的处理有余,对职业倦怠及医疗差错发生根源的系统性思考和辨证认识稍显不足,导致应对措施缺乏系统性和科学性,在一定程度上影响了医疗安全体系的完善和优化。所以如今医院管理者除了要面对提高患者安全与降低医疗差错的挑战,还需要在以科学辩证地认识 ME 为前提下有效预防和正确处理ME,这也是医院安全文化建设的最重要课题。

本课题目的是探究医生职业倦怠是否会与医疗差错发生相互影响,并且有如何影响的内在机制,并根据研究结果提出相应的对策,以期改善医生职业倦怠状况、减少医疗差错的发生,并为医疗差错发生后对医生提供必要的支持和帮助以减少医生的痛苦,从而进一步提升我国医疗卫生公共管理水平。但是我们必须考虑到目前的样本群体只能限定为我国大陆地区,其主要原因是担心一旦选题范围太大,那么我们就不得不面临一个难题:一些数据资料无法真实地获取或是即使获取了其可信度也是较低的。基于以上原因,我们以福建医科大学附属第一医院为例,旨在通过对该医院医生职业倦怠及医疗差错情况进行横断面调查研究,并结合国内其他医院的情况对职业倦怠及医疗差错现况予以剖析,看到我们国家的医疗管理系统的问题和不足,并做出合理的反应。

在国外,医生是很有地位和收入很高的阶层,但在我国医生无论从地位或收入均无法与国外医生相比拟的。同样我国医生的艰辛似乎鲜为人知。最近一项针对我国医生调查显示40%的医生回答说自己处于"筋疲力尽"状态,有30%的外科医生表现出有抑郁症的症状,说明医生是职业倦怠的易发人群。医生的职业倦怠问题从 20 个世纪后期起国外学者们就做了大量的研究，但国内这部分的研究明显不足,仅局限于现状调查。目前我们的医疗事故和医疗差错的高发期,其关键不是我们不够重视,而更多的是由于我们医院的管理者没有充分认识到医生职业倦怠与医疗差错之间的内在联系。因此,从医学安全发展的角度出发,非常有必要探析国内医生职业倦怠与医疗差错的关系,充分认识到"医务人员也是人,和其他人一样,也会犯错误",解决这些问题迫在眉睫。本文重点在于探讨医生的职业倦怠与发生医疗差错的关系,找出其关键因素,从预防开始减少、避免医生倦怠的产生,改善现行的医疗系统对医疗差错的处理方式,探索出一条有利于提高医疗质量,改进患者安全问题的途径。

英文原词"Job Burnout"在我国也被翻译成"职业枯竭""工作耗竭"等,也就是我们常常说的职业倦怠。它具体表现为人际压力延迟反应以及出现与工作相关的慢性情绪化的症状。1974 年美国临床心理学家 Freudeberger 对此做出最早研究,他使用这个词"倦怠"来描述一个人的工作的负面症状,如长期情感疲惫、身体疲劳以及对待客户不人道的态度,同时也将减少参与的程度和工作满意度降低等症状包括在内。Maslach 和 Jackson 又将定义归纳为"个体的职业倦怠归根到底就是情感衰竭、人格解体和个人成就感降低的症状在以人为服务对象的职业领域中具体的体现"。从那时起,在这一领域的研究已经日渐成熟,在 1980 年举行第一届国际研讨会上重点突出了职业倦怠的重要性,也就是我们常常所说的"现代生活的疾病"中的一种。与此同时,职业倦怠已经被业界所认可的标准概念。

医生的职业倦怠是指一名医生出现情感衰竭、人格解体和个人成就感降低的症状。其主要表现为工作热情消失,工作效率下降,做事敷衍;人际关系冷漠,认为患者要求太多、太苛刻,难以满足;与同事、领导相处不融洽;对自己不自信,在学习、工作中压力巨大,缺乏幸福感。对此国内外均有研究,美国一项对119 名妇产科医生的研究发现,职业倦怠率为 91%,高度情感衰竭占 56%,高度人格解体占 36%,低度个人成就感占 21%;一项纵向调查发现,高度职业倦怠发生率呈现上升趋势,发生率从 1989 年的 25.3%上升至 1997 年的 38.1%。国内一项针对 218 名医生的职业倦怠调查的取得类似的结果。

对医疗差错尚未有一个世界性认可的标准命名与分类美国医学医学研究所(TOM)定义医疗差错是医疗活动中出现的一个错误的不良事件,也可能是一个失败的行动计划。医疗差错已成为一个全球医疗安全问题的中关键的一环,这个问题随着国家的现代化的进程使得变得更加严重,我们不得不提到一些关键的数据:在美国因医疗差错所导致的患者死亡人数十分惊人,居然占到死因的第 8 位;另一报告指出在英国每年有许多患者因医疗差错而失去生命,来自官方的统计发生率是 3.7%,准确地说也就是意味着每一年中大约有 40 000 人因此而丧命;同样这一点在澳大利亚和瑞典也已经被进一步证实。这些发达的欧美国家为了解决这一个难题,不得不加大政府的投资力度,发动各方的力量,其目的只有一个,那就是联合各方面的资源共同来研究和探讨减少医疗差错、提高患者安全的措施。同样,并非所有的因医疗保健所致的不良事件都是差错,这一点有别于医疗事故。大多数以前的研究临床医生的错误集中在系统问题导致的错误而不是个体层面因素,同时,医疗差错成为医疗质量评价本质问题广泛也是非常重要的通常以是否影响患者的健康并造成一些影响的评判标准,来将医疗错误分为一般和严重两种类型的,有影响的属于严重医疗差错,未造成影响的属一般医疗差错。

职业倦怠在工作中产生,除了会直接影响到工作的效率外,还可以再次反作用于工作本身,导致职业倦怠情况进一步恶化。Maslach 和 Leiter 于 1997 年提出了职业倦怠的工作匹配理论。他们认为如果员工的工作负荷、公平、控制感、报酬、社区和价值观六方面与工作存在不匹配,就会出现职业倦怠,其强度与匹配程度有关。而且由此产生的职业倦怠感强度与这 6 个方面匹配程度成正相关。出现职业倦怠的原因常常是由于上述 6 个方面中的一个或多个出现异常或是不匹配引起的,而且有理论研究表明这 6 个因素可能相互影响,彼此间可能相互抵消或是增强其作用。该理论还认为单方面的组织干预一般效果不佳,只有多方面的协调联合作用,才能对职业倦怠发挥最大干预作用。这一点在实际工作生活中具有很强的指导作用。

Hobfoll 在 1989 年提出对职业倦怠具有指导性意义的"资源守恒理论"。这一理论认为每个人都倾向于保持自己的资源,他们认为工作时的支付资源和获得奖励必须平衡,如果长期不守恒将会产生持续的倦怠。这些资源包括加班熬夜等时间因素以及收入及家庭财务状况等条件。当出现工作需求有所增加时,而资源的损失或资源不平衡表现在投资和回报方面出现不平衡,个人会就常常感到威胁或表现出一种缺乏情感资源,以及感觉工作不合适于自己,最终导致资源的损失并出现情感枯竭。简单一点,就是人们工作时都是存在一定的心理预期,比如希望得到一定的物质或精神奖励,但如果你不能让他们通过工作中获得，或是收益远低于个人的付出，也就是会有负面的情绪和降低工作热情，这是资源守恒理论核心观点。

三维模式所指的三维是情感衰竭、工作忽视和无效能感。情感衰竭代表个人维度方面是指的是一个人的个体心理学的大量活动而出现情感消费过度，最终产生的情感疲意，也就是我们通常所说的一种不能被接受的情感衰竭；工作忽视指个体之间的相互作用，并和环境维度不能协调出现起伏不定，通常指的是消极应对工作方面，不愿意过分投资，或是麻木以及对事物冷反应的感知。无效能感通常指的是没有个人成就的工作。情感衰竭通常就指的是维度核心的一种，职业倦怠是导致情感衰竭的最引人注目的表现，工作忽视是疲意的结果，无效能感的反应可以是后两个维度的表现。三维模型的理论成为现代职业倦怠重要理论之一，也是其有效的测量方式。

随着医疗卫生体系的进一步改革，现代医院的管理模式也随之出现很大的改变，我们不能再用老旧的传统经验来管理现代化大型综合性的医院型，取而代之是更为先进的现代管理模式，也就是通常所说的现代医院管理理论。现代医院管理理论指出医疗差错通常发生于某一学科或是发生于某个或某些人身上时，人们常常这么认为：医疗差错都是个人或是科室管理者不认真的对待患者，不重视医疗安全的结果。通常认为必须采取一个"有效"的惩罚措施：谁犯错，谁负责。这一个过分重视了表面现象而不深究发生医疗差错内在缘由的管理思维，现在已经被大部分西方医疗卫生管理者所摒弃。现代医院管理理论认为医疗差错的发生源于医疗这一庞大系统协调出现问题，如出现医护之间沟通不畅或是某些环节发生了问题，而不仅仅是某个人行为所能决定的，个人的行为可能只是导致医疗差错发生的最后一个环节，这个环节往往并不十分关键。我们应该重新思考 ME 的系统性和安全性问题。科学的循证医学理念可以给我们启示：对个人的惩罚无益于预付医疗差错的发生，只会导致"人人自危"，加重职业倦怠的发生往往可能导致下一个医疗差错的来临。现代医院管理理论已经充分肯定这一点，同时认为避免医疗差错的发生最有效的途径是对医疗差错发生规律的进一步开放的研究。我们需要一个开放的、公正的、保密的报告系统就是基于此点考虑，同时必须对报告者不能有惩罚行为也是十分关键的。另外现代医院管理理论还提出多数医疗差错是由于多种不确定因素的交互作用而不是唯一因素造成的，所以对医疗差错的某一方面的数据进行简单的收集分析无益于解决此类问题，必须用更为严谨的科学方法来进一步分析可能造成医疗差错的复杂因素和交互作用,才能从根源上预防医疗差错的发生。

目前,职业倦怠已经影响到社会中的每一个群体,在卫生领域也不例外。作为救死扶伤的一线工作者,医生每天要面对千变万化错综复杂的病情、形形色色的患者及家属,我们可以想象他们所承受的压力之大。有研究表明,医生是职业倦怠的高发人群。医生的职业倦怠会影响到其自身健康和发展,也会导致医疗差错的发生。同样,医疗差错也会对医生职业倦怠产生不良影响,从而陷入一个"医生职业倦怠—医疗差错—医生职业倦怠"的怪圈。

与其他学科相比,国内外学者对医生职业倦怠与医疗差错相关性方面的研究较少。通过查阅相关期刊文献杂志和期刊网络资源,笔者发现目前为止没有研究生毕业论文专门从事研究我国医疗差错与职业倦怠相关研究方面的问题;但单独关于医生职业倦怠、医疗差错这两方面相关课题的学术论文还是取得了一定的成果。

关于医生职业倦怠这一课题,国内外专家学者有一些相应的研究,但国外关于职业倦怠的研究相对成熟。Dyrbye L. N. 于 2011 年和 2012 年做了进行了一项全国性调查发现在每个年龄段中美国医生的职业倦怠普遍高于其他职业。Chou L. P. 等[47]对 1329 名医务人员横断面研究发现:医疗行业中职业倦怠从最高到最低依次是护士(66%)、医师助理(61.8%)、医生(38.6%)、管理人员(36.1%)和医疗技术人员(31.9%)。Prieto-Miranda S. E. 等 2010 年进行的纵向研究发现参加 6~12 个月医疗工作后开始出现高水平的情感衰竭、人格解体以及低个人成就感状况。Velasquez-Perez 等在一份类似的研究发现神经科医生是随着时间的推移抑郁症的比例增加($P=0.017$),而且情感衰竭在 6 个月后显著增加。研究同时指出我们必须在早期及时采取行动,防止这些职业倦怠的进展。Samborska-Sablik A. 研究指出当前在许多国家家庭医生普遍存在职业倦怠状况,可以通过创建一个良好的医疗环境和提高他们的技能来降低家庭医生的职业倦怠状况。Ptacek 指出, 由于高节奏的生活状态和患者要求时时提供高质量的医疗保健,医务人员特别容易出现职业倦怠,近年来已经得到社会的高度重视,肯定的研究结果表明医生职业倦怠对整个医疗系统产生严重的负面影响。研究试图识别医生职业倦怠的潜在的病因学因素和持续的压力源,并提出了一个综合治疗和预防的措施。Bhutani J. 等对 60 名临床医生的研究分析表明工作多年的医生以及私人医生的人格解体比较低,而工作条件差的低年临床医师有更多的情感衰竭和人格解体表现, 目前重要的是要找出减少职业倦怠和人格解体的方法。

Kakiashvili T. 等荟萃分析研究指出：职业倦怠被发现是心肌梗死和冠心病的一个独立危险因素，它可导致患者的肾上腺(HPA)轴活动减退并降低纤溶相关能力，严重倦怠症状水平较可以增加相关联的皮质醇反应水平，并相应地降低皮质醇/脱氯表雄酮的比率。Msaouel 等通过多中心对希腊临床医生进行横断面调查，除了用倦怠量表(MBI)测量倦怠，还有另外 7 个是专为本研究评估自我训练满意度问题和 3 个医生自我评价的问题查，通过一元、二元和多元统计模型对数据进行系统评估发现：311 名受访者中 154 例(49.5%)符合倦怠标准，总体不满意他们的住院医师培训 113 人(36.3%)，职业倦怠和培训不满都普遍存在。因此希腊卫生系统需要系统性的干预措施，旨在减少临床医生由于过度疲劳导致的伤害和减轻他们的工作量和压力。Porapili,M 等调查 133 名医生职业倦怠和绝望之间的内在联系，研究通过多元回归分析证实，职业倦怠 BHS 分数是自杀风险重要预测因子，所以应该特别注意的医生倦怠水平、并通过干预工作环境来改变此类影响。虽然国内对职业倦怠的研究近年来得到各方面的重视，但是实证方面研究较少，同时大部分理论方面主要借鉴国外的职业倦怠理论。2003年李超平等研究医护人员工作家庭冲突与工作倦怠之间的关系，首次将翻译修订后 MBI-HSS 对 218 名医护人员进行了调查，结果发现在控制了人口统计学变量之后，工作家庭冲突对情感衰竭方差变异量的解释增加了 37%，对情感疏远方差变量的增加了 18%，对个人成就感方差变异量的增加了 12%，并降低工作家庭冲突能有效地预防和矫治工作倦怠的结论。陈庆玲等通过对62 名艾滋病医护人员、144 名综合医院医护人员的职业倦怠状况进行问卷调查来了解艾滋病医护人员的职业倦怠状况，研究表明与 Maslach 常模比较，在情感衰竭维度上，艾滋病医护人员的得分高于常模，在自我成就感维度上艾滋病医护人员的得分低于常模。另一方面艾滋病医护人员的情感衰竭状况较综合医院医护人员更为严重，不同职称的医生与护理人员职业倦怠存在差异。吴俊平采用 Maslach 职业倦怠量表对广州三甲医院急诊科医护人员进行调查，研究表明三甲医院急诊科医护人员职业倦怠现象较为普遍，程度处于中度，性别、工作类别、婚姻状况、年龄大小与职称等级影响着医护人员的职业倦怠；男性、医生、未婚、年纪轻和职称低人员的情绪耗竭和职业倦怠较为显著，不同性别、工作类别与婚姻状况在去人格化和低个人成就的得分比较无统计学意义；但不同的性别，工作类别、婚姻状况、年龄大小与职称等级在情感衰竭和职业倦怠上的得分比较差异均有统计学意义。张红卫等研究采用一般情况问卷、自编医生工作压力调查表、

Maslach 职业倦怠一通用版(MBI-Gs)、症状自评量表(ScL-90)对216名精神科医生进行问卷调查表明精神科医生职业压力比较大、职业倦怠较为严重,心理健康水平较低;职业倦怠是职业压力和心理健康之间重要的相关因素;社会及各医院管理层应给予充分关注。王富华等[1]利用2011年医改监测中期评估医务人员部分数据,使用统计分析软件 SPSS13.0 对临床医生的职业倦怠的现状及分布进行描述性统计分析和单因素分析,研究表明 2011 年被调查的全国 4674 名医生中,22.8%存在情感衰竭,40.0%存在情感疏远,2.5%存在成就感低落;不同地区和机构的医生职业倦怠程度不同,二级或三级医院、城市地区、东部地区的医生工作负担重,情感衰竭和情感疏远维度上发生倦怠比例较高,个人成就感也高;乡镇卫生院、社区卫生服务中心、农村地区、西部地区的医生情感衰竭和情感疏远维度上发生倦怠比例较低,个人成就感也低。徐航等在西安的两所三级甲等医院 2 次分别选取176 和 436 名医生作为样本,采用项目分析、探索性因素分析、信度分析、验证性因素分析等统计方法对数据进行统计分析,根据分析结果编制出信度和效度符合心理测量学要求医生职业倦怠量表。刘淼等运用中国版工作倦怠问卷、EPQ 成人简式人格问卷和简式应对方式量表对 1569 名医生进行测试,分析发现临床医生职业倦怠的检出率达72.4%,其中轻度倦怠者占36.5%,中度倦怠者 31.2%,高度倦怠者 4.7%研究指出临床医生的职业倦怠问题比较严重,人格特征和应对方式是影响临床医生职业倦怠的因素,应对方式在其中起中介作用。汪一江[61]研究指出职业倦怠症困扰着医生,不少医生在职业压力的紧迫之下,有极端不良反应,医生心理健康问题已成为当前我国医生的普遍性问题,认知结构重组、有效时间管理、身体健康措施、社交技能提高、不断学习进取、精神恢复疗法等因素可以有效缓解医生职业倦怠。

关于医疗差错方面的研究国内外有一些,主要集中于理论方面的研究,实证研究较少。王凌等明确医疗事故、医疗过失及医疗差错的相同与差异,对于有效解决医疗纠纷有现实意义,并认为三者的相同点是在主观上都有过失,且都属于医疗行为的范畴,对于三者的区别主要论述判定标准及民事责任两方面内容。丁雪梅等指出住院医师是医师成长历程中最重要的基础性阶段,能否得到良好的培养和训练,将在很大程度上决定他培养下一代住院医师的水平及其未来事业能够企及的高度。因此认为住院医师培养是决定学科建设和可持续发展的重要着力点。王皙芳等从分析医疗差错成因入羊,分析国外医疗差错监测与预警的历史、现状,并结合我国实际,提出建立客观、有效、灵敏的医疗差错预防机制对合理利用医院医疗资源的构想。陶贵周等指出医疗差错是危及医疗安全、制约医疗质量、影响医患关系、引发医患纠纷的核心问题,是医院管理的重点和难点。杨阳等对全国 10 城市 4000 名住院患者进行问卷调查后形成的报告指出随着临床风险管理成为医院管理的一个重要组成部分,降低医疗差错、确保患者安全已成为质量管理的一个重要过程,建议通过推行不良事件报告制度、规范医疗责任保险、加强风险意识宣传、开展告知技能培训以及专业精神教育,以促进医师正确对待医疗差错,实施诚信医疗,维护医患和谐。毕玉田等指出失效模式和效应分析是发现并减少医疗差错的一个重要的前瞻性方法。在简要回顾 FMEA 发展历史的基础上,详细描述 FMEA 的实施方法和步骤,重点介绍 FMEA 应用于降低医院医疗差错的研究进展。国外的专家学者近年来做了大量的调查研究。如 Naveh E. 等研究表明为了避免错误和提高患者的护理质量和安全,卫生保健组织需要识别故障的来源, 促进实施纠正措施。尽管医疗保健组织的声明的目标增加了自愿报告的错误, 其目的是开发一个基于理论模型增加报告和改善患者安全。Mallow 等研究表明在老年患者身上发生的医疗错误比一般人群高,建议医院进一步将注意力集中在老年患者的医疗差错,可以降低医疗成本。Hannaford N. 等研究的指出患者的临床资料和影像学常常不匹配, 此类医疗差错会导致诊断的错误并危及患者安全。

目前关于医生职业倦怠与医疗差错之间关系方面的研究较少而且缺少系统研究,但是国内外还是零星有专家学者对此方面进行早期研究。如 Garrett 研究指出医院管理者经常依靠使用强制手段迫使员工加班来解决人手的短缺。这种做法围术期是十分常见,它会导致护士职业倦怠的发生,可能影响患者安全。证据表明,护士人力不足可以导致增加护士职业倦怠和患者的并发症。陈秀珍等采用 Maslach 职业倦怠量表(Maslach burnout inventory)对 129 位住院医师进行了调查, 调查期间共查出用药错误 179 次。证据表明内科及儿科系统的住院医师普遍存在职业倦怠精神障碍, 职业倦怠住院医师较正常住院医师更容易出现用药错误。Angermeier I.等调查来自在美国大型医疗组织 312 个部门 2522 名员工在,研究表明员工积极参与的工作环境提供了更好的客户服务,减少约26%临床错误,证明倦怠导致医生跳槽的概率明显增加。Kang E. K. 等(2014)指出临床实习生职业倦怠是一个常见的问题,这可能与医疗差错有关,通过研究认为医学实习生的错误与倦怠密切相关。Shanafelt T. D. 等研究结论指出大型医疗错误报告的外科医生和外科医生的倦怠程度紧密相关,研究需要确定如何减少外科医生痛苦和如何支持外科医生医疗错误发生时有关。

综合现有学者的研究可见,已有的相关研究在单独对医生职业倦怠和单独对医疗差错研究较为深入,也初步单独分析了我国医生职业倦怠及医疗差错方面存在的一些问题,对我国医生培养具有积极的指导意义,对本研究的进行也具有重要的借鉴意义。但同时也存以下几点不足:第一,现有关于医生职业倦怠方面的研究方法较为单一。主要是通过文献研究和调查探讨医生职业倦怠的现状并对存在的问题进行简单描述。第二,现有关于医生职业倦怠的研究,研究面窄,研究内容比较零碎、不深入。很多研究仅从成因等某一角度进行探讨,研究内容不够全面和深入。第三,对医疗差错的研究总量较少,而且现有的研究大多集中在简单对医疗差错进行分类,针对医疗差错成因方面探讨缺乏系统性研究。第四,目前对医生职业倦怠和医疗差错两者之间相关性研究主要偏重于理论探讨,缺少用科学数据系统性进行实证方面的研究。

本研究通过对职业倦怠的多因素多重线性回归分析,缔选出主要影响因子;同时基于职业倦怠的医疗差错 logistic 分析得出职业倦怠的 3 个维度影响医疗差错的发生的结论。针对本次的调查研究的结果,结合我们国家医疗卫生事业的具体情况,提出相应的建议与对策,为进一步缓解医生职业倦怠及降低医疗差错的提供参考。

根据“工作匹配”理论认为医生熬夜、加班等“工作负荷”的增加,严重危害了他们的身心健康,导致长期处在一个的职业倦怠的状态。那么单靠医生个人努力去摆脱这种状态极不现实。我们通过研究发现加班熬夜是医生职业倦怠的重大诱因,我们应当从根源解决这个难题,医院应当进一步规范人力资源管理,不能单纯从节约人力成本角度考虑问题,为了患者的安全和降低医生职业倦怠角度考虑,必须加大人力投入,积极解决大型综合性医院存在的人手短缺问题。所以医院的管理者应当引进人力资源管理人才对医院人力资源合理配置,创造一个可以降低“工作负荷”的有利环境,杜绝“工作量超负荷”的现象,这一点显得尤为重要。认识到“工作负荷”过大是职业倦怠高的因素,而人力资源相对不足则是导致工作量过大的主要原因。因此医院管理者应合理配置院内卫生人力资源,做到人员配置和科室工作量匹配,防止工作量超负荷。不同的职业需要不同的个性人来承担,这一点我们的管理者必须兼顾到,其目的在于以满足工作的需要,并同时最大程度上充分让个性特点发挥作用,服务于临床,造福于社会。医院类似于一个有特殊工作环境的“社区”,医生在该“社区”中所要面对的都是深受病痛折磨的患者。根据"工作匹配理论"中有关"社区影响职业倦怠"的观点，一个"悲观、恶劣"的工作环境很容易让人产生倦怠。医院管理者应尽量营造一种让医生和其他医务人员舒适的工作环境，缓解职业倦怠的发生。

"工作匹配理论"和"资源守恒理论"中所提到的"报酬、公平和价值观、激励"是影响职业倦怠主要因素的理论，我们的研究也证实了"收入以及家庭财务状况"是影响职业倦怠重要因子。研究表明医生在物质与精神不能得到一定的激励，不但会阻止其实现为患者服务的动力，而且极易产生"挫败感"，甚至产生一些职业倦怠情感衰竭及去人性化的表现，这一点必须引起我们高度的重视。但是当前大环境下认为"医生与生俱来就是为人民服务的"，给医生上了"精神和道德的枷锁"，认为谈"激励"的医生"道德丧失，不配当医生"，进一步导致职业倦怠的发生。那么解决当前的困境，我们必须采取包括晋升激励和薪酬激励两部分在内的有效激励机制。晋升意味着薪金和待遇的增加，薪金与所处的地位、职权及责任成正比。工作匹配理论认为"公平"对职业倦怠同样重要，而目前医生的职务晋升条件过分严格，同时"不公平"现象时常发生，存在严重论资排辈的现象，在职位晋升过程中缺乏公开的民主监督和法律保障，这进一步打击了医生的积极性并增加了工作之外的精神压力。因此结合医院应当在合理的条件下增强晋升激励，及时职称评定，给以医生一种精神上的奖励，同时也让医院的每一位员工知道，只要不断努力，提高自身素质，那么就有可能得到晋升。同样我们也意识到中国的医疗费用高，但有一个不可否认的事实是，在中国医生的收入较低的事实，其主要原因是我们在现实社会中没有充分考虑商业利润在医疗市场中的重要影响；意识到这一点，我们就可以明白"看病贵"并非都是医生所为，医生只是诸多环节中的一环。在一个高劳动强度、高风险的工作一整天后，低收入医生还要考虑"面包"的残酷现实可，长此以往就会出现"顾此失彼"的现象，严重危害医疗安全和医务人员的身心健康。因此应该对医生采取合理的薪酬激励措施，适当提高其合法收入，解决其后顾之忧，使得医生能够采取更加健康、积极的应对方式去调节个人生活与工作之间的平衡，以更大的热情投入到医疗事业中去，为广大的患者服务，构建和谐社会。

"工作匹配理论"中有关"控制感"的阐述提到每一个人都希望自己能够掌控某个事物，如果这个事物超出他的控制范围，则会产生职业倦怠感医疗差错的发生被认为是"控制感"下降的表现。我们研究证实"医疗差错"是影响职业倦怠的首要因素，这一点与之遥相呼应。医院管理者意识到"生物—心理—社会"医学模式对现代医学发展的重要性,特别注意加强对发生医疗差错医生早期进行心理干预,降低医疗差错的危害性,使其尽早走出心理阴影。"现代医院管理理论"提出有"有压力"不可怕,关键在于有一条"释放"压力的途径。良好的压力管理技巧可以做到这一点,特别是年轻的医生应该经常进行人际关系技能和应对方式的培训和指导使他们能正确的释放压力,保持良好的身心健康。同时医院管理人员要重视对现有医生队伍进行必要的教育来提高医生的抗压能力,并一发现问题就及时进行心理疏导,将医疗差错和职业倦怠杜绝在"摇篮"中。在认识职业倦怠对医疗差错的负面影响,我们应当加大人文关怀的建设,除了建立心理咨询室,还可通过心理热线、心理信箱等方式,定期为那些出现医疗差错的医生提供心理辅导;也可采用"共建、帮扶"的形式帮助其渡过难关,尽早走出心理阴影。还可以经常组织一些团队活动,让员工找到家的感觉,以积极饱满的状态投入医疗工作中。除了以上措施外,现代管理理论要求医院管理人员在挑选医生时就要注意到"人岗匹配",就是"一些重要岗位选取一些心理素质良好的医生"以胜任当前复杂的医疗工作。对于那些具有早期职业倦怠的医生,如出现情感衰竭、去人性化,应当调换岗位,避免与患者直接打交道,一方面减少不必要的差错发生影响医院形象,同时也会缓解其职业倦怠。

当前部分媒体为了吸引大众眼球,获取暴利,有悖于职业操守,违背事实,对"医患纠纷"进行片面报道,"升华"矛盾,将患者与医务人员置于对立位置,使医患关系恶化,在损害患者利益的同时打击了医生工作的积极性,使得医生时常感觉到"委屈""不被理解",从而产生忧郁、焦虑的情绪并厌恶工作。"工作匹配理论"指出环境对人的心理影响甚大,所以良好的舆论氛围十分关键。这也要求当前的新闻信息媒体更应本着"实事求是,尊重科学"的原则进行客观的报道,不要过分追求新闻的"热点"而夸大医疗的负面报道,或是为了"博取眼球"进行不实的报道,进一步损害医患原本和谐的关系。现代医院管理理论认为医院应该有自己的宣传窗口,营造良好的舆论环境,对新闻媒体不要抱抵触和躲避的态度,及时与媒体合作宣传一些"好人好事",树立正面的形象,提高医生的个人成就感,降低职业倦怠;在面对危机时应当第一时间站出来坦诚相待,取得社会的理解和支持,不但会缓解当事医生的职业倦怠,也为构建和谐医疗环境创造有利的条件。另外我们已经意识到流行我国 50 年的"杜绝医疗差错",是一种没有得到严格理论审查的可疑的管理理念。这种理念在本体论上忽略医疗差错致因和发生机制的复杂性,一味追求不切合实际的"杜绝",在方法论上主张惩罚差错,不但不会减少医疗差错发生,反而可能由于"惩罚"加重医生职业倦怠状况导致下一个"医疗差错"的来临。所以"现代医院管理理论"认为当医疗差错出现时,不要像传统方式一样采用"共识、羞辱、责备",而要在非惩罚、积极的氛围中分享经验和讨论解决问题的办法。当然现代医院管理理论也充分肯定医院建立医疗质量管理的重要性,认为时常对医疗差错进行分析与探讨是十分不要的,其目的在于让大家能够通过分析讨论获得相应总结经验,从"治未病"角度出发减少医疗差错的发生。由于医疗差错与职业倦怠具有相关性,因此医院除开展常规的全员性培训工作外,应重点加强医生医疗差错及职业倦怠方面的教育培训工作,采取集中学习、知识竞赛等形式多样的方法,并逐渐形成一个良好的培养体系,进一步缓解职业倦怠并减少医疗差错发生。

(许秀萍　李利彪　陈　健)

第十二章　医患关系视角下医生职业倦怠及对策

随着党的"十八大"的召开,为了实现中国梦这一伟大的目标,习近平主席和李克强总理在"十八大"上重点强调了我国要全面深化改革开放的目标,现在已经是建成全面小康社会的关键时期以及改革的深水区。对于大家十分关心的民生问题医疗改革已经进行了 20 多年,在过去这段时间里,我国我医疗资源,医疗服务体系,基本医疗保障等相对于以前已经有了长足的发展,并且推出了基本药物制度,不断整合城乡之间的医疗保障制度,实现了医保的全覆盖,并且在最近时间新增加了大病医保,对于医疗卫生事业的发展起到了不小的推进作用。但是直到 2005 年,《中国医疗卫生体制改革研究报告》中对于中国之前的医疗体制改革做了全面的研究后总结道,当前我国医药卫生事业发展水平与经济社会协调发展要求和人民群众健康需求不适应的矛盾还比较突出,于是进行了新一轮的医改。

新医改到现在为止仍然面临着许多问题,资源分配不均匀、初级医疗服务滞后、药费居高不下、看病难、看病贵等问题,凸显出一定的医患矛盾,患者家属到医院闹事,医务人员遭到患者攻击而受伤的事件时有发生,医改已经进入深水区,然而矛盾却越发突出。医生的工作环境受到了威胁,工作积极性不高,部分医院医生的工作压力大,却还被社会舆论指责医生整体道德素质下降,使得医生行业内越来越容易发生职业倦怠,而医生的职业倦怠反过来也影响着医患关系的发展,加剧医患矛盾的产生。从而使医患关系与医生的职业倦怠陷入恶性循环。

所以关注医生,解决医生的职业倦怠是一个迫切需要解决的问题,医生作为医改的主力军直接影响到医患关系的发展以及医改的成效。要解决医患关系必须先要减少医生的职业倦怠,本文通过以解决医患关系的目的,从几个方面分析医生产生职业倦怠的原因,并试图利用新公共服务理论提出减少医生职业倦怠的相关对策及建议的可能性,为了新医改能更顺利地实施,更好地解决医改相关问题,减少医患矛盾,创一个良好的医疗环境而努力。

由于我国医疗改革进入了深水区,医患矛盾的发生还有上升的趋势,而医生的职业倦怠也随之加深,可以说医生的职业倦怠问题直接影响着医患关系的发展以及医改的成效。减少医生的职业倦怠有利于国内医疗环境的发展,有利于医生与患者关系的和谐相处,也有利于我国和谐社会的建设。而减少医生的职业倦怠应该从多方面、多层次、多角度分析原因所在,本文主要研究目标是通过屠医事件分析医患矛盾,再分别从宏观、中观、微观3个层次分析医生职业倦怠的原因,试图利用新公共管理学的原理从多个方面提出减少医生职业倦怠相关对策及建议。

新公共管理理论最早是由胡德(Christopher Hood)在 1991 年提出的,他觉得新公共管理是一种明确责任制、产出导向和绩效评估,以准独立的行政单位为主的分权结构,采用死人部门管理、技术、工具,引入市场机制以改善竞争为特征的公共部门管理的新途径管理。

针对政府机构工作低效率的 4 个原因:①缺乏竞争机制;②缺乏降低成本的激励机制;③政府机构的自我膨胀;④监督信息不完备。这些问题在新公共管理理论中可以得到较好的解决,其主要目标能解决大部分政府部门及相关机构的效率低等其他问题。其典型的代表思想是奥斯本和盖布勒在《改革政府》中提出"新公共管理"模式,其中比较重要的思想包含①政府的主要使命是掌航而不是划桨;②把竞争机制引入到公共服务中去;③有使命的政府是一个更灵活、高效的政府;④政府的拨款等补偿应该更加注重效果;⑤政府的作用应该是提前制止而不是事后解决;⑥应该以市场来决定变革的方向;等等。

这些思想将有助于我们解决部分当前的急需解决的问题。新公共管理理论主张政府在公共服务方面引入竞争机制、激励机制,可以使政府和私营部门相互竞争,从而形成一个多元化服务竞争的竞争性政府。

公共服务市场化是新公共管理改革的核心内容之一,皮埃尔将其归纳为以下三点:①利用市场标准配置公共资源,并利用市场标准对公共服务生产这和供给者的效率进行评估;②他是新公共管理的一部分内容,强调一直私营企业管理经验,以结果为导向;③个体能在不同的服务供给者之间进行选择。

现在将公共服务市场化实际上是为了提高效率,引入市场竞争机制,吸引民营资本和非营利性组织参与,利用好多个主体间的竞争,优化社会资源的生产及配置,从而达到公共服务或者公共产品的有效供给。

医疗改革,在新中国成立之后具有中国特色的医疗保障制度逐渐建立和发展。中国城市和农村的医疗保障体系是独立的,有着各自不同的发展过程和特点。城镇已经实现了公费、劳保医疗制度,通过了城镇医疗保险改革和试点阶段,在全国范围内建立基本医疗保险制度,以及对分阶段多层次医疗保障体系的探索,随着农村合作医疗制度的发展,为了探索和完善农村医疗制度的多样化,应该努力在农村开展新型农村合作医疗制度建设工作。

中国医疗改革大致分为以下 5 个阶段:

第一阶段:1978~1985 年, 正处于改革开放的初期, 各种改革正在孕育之中。国家卫生部等 3 个部委出台了《关于加强医院经济管理试点工作的通知》。这个阶段基本上是恢复发展,对于医疗结构内部也是细微的调整,属于改革的前期的孕育阶段。

第二阶段:1985~1992 年,政府给政策不给钱,矛盾初现端倪。于是卫生部等部门起草了《关于卫生工作改革若干政策问题的报告》,为了把卫生工作搞好,模仿其他领域的改革,提出了简政放权,加大集资。由于受到了国有企业改革的影响,政府对于卫生方面的投资逐渐减少,医疗机构也步入了市场化。加上管理体制上的问题和对卫生事业发展的了解和认识不够,所以处于改革的萌芽阶段。

第三阶段:1992~2000 年,随着中国经济改革的发展,医疗机构是否市场化的话题争论越来越多。国务院下发了《关于深化卫生改革的几点意见》,卫生部门内部对于改革方向的争论也越来越激烈。对于需要体制改革的医疗卫生部门而言,这段时期还是在摸索中前进,顶层设计不明确,改革处于初期摸索阶段。

第四阶段:2000~2005 年,随着改革的深入发展,卫生机构市场化的利与弊也渐渐显现出来,特别是在经历了非典事件以后,是由市场主导还是政府主导的争论的日趋白热化,怎么改革医院产权是争论的主要方向。国务院公布了数易其稿的《关于城镇医疗卫生体制改革的指导意见》,意见明确了实行医药分家等几个大的方向。

第五阶段:2005 年至今,根据《中国青年报》一项评估报告显示,中国医改基本不成功。当即成立了由发改委和卫生部领导的 11 个部门参加的医疗体制改革小组。医改进入了深水区。十一届全国人大一次会议开幕以后,国务院总理温总理提出医药卫生体制改革需要制订一个方案,再向社会各界精英公开征求意见。

随着一次次协调和调研,医改的具体方案慢慢清晰了起来。在医疗主体改革同时,一些相应的政策也随之出台,主要有:《护士管理办法》(1993)、《医师资格考试暂行办法》(1997)、《中华人民共和国执业医师法》(1998)、《传统医学师承和确有专长人员医师资格考核考试暂行办法》(1997)、《医师执业注册暂行办法》(1999)、《医疗事故处理条例》(2002)等。

中国实施医疗改革这么多年,医疗状况是否有所改善,是不是朝着我们预期的发展目标前进在呢?

中国的医改随着中国的改革开放的浪潮并没有前进多少,虽然20多年来,中国的医疗状况随着国家的发展在某种程度上来讲有所改善,大型公立医院的医疗设备越来越精密、越来越先进,医院人员配置也越来越整齐,技术力量雄厚,教学和科研力量的集中优势明显,这些都使我国医疗科研在医疗领域这块取得了飞跃的发展。这也使我国在处理像H1N1类似的禽流感流行病毒蔓延时有了更加强大的力量。但是在快速发展的同时,医疗改革的问题越来越明显,也更为严重,当下的医疗状况总共表现出来两种主要情况:看病难和看病贵。

现在很多人觉得"看病难"无非是因为医疗资源匮乏而引起的现象,不仅在农村,在城市里也能明显感觉到这样的现象。而这种现象是由两种情况引起的,一个是医疗资源区域性失衡,这种失衡是城市与农村之间,发达城市与欠发达城市之间的医疗资源分配不公所造成的,这就导致了农村和欠发达地区的资源过少,缺医少药的问题严重,加之政府投入及政策方面没有偏向于这些薄弱地区,所以更多的医生考虑生计问题而最先选择大城市或者大型医院,全国医疗资源的80%集中在城市,而城市医疗资源的80%集中在大医院,这样就进一步恶化了这种失衡状态。

而类似三级甲等医院的大型医院医疗资源垄断,大部分的、先进的优势卫生资源集中在大型医院内,而随着人民生活水平的提高,更多人都愿意享受更好的医疗资源,还有一方面就是大家更信任这样的大型医院,因为他们有更好的医疗技术和医疗设备。但是国家建立的三等医院数量有限,每天又会有很多患者前来看病,所以在城市中也会感觉到看病难。相应的,这些三等甲级医院的医生数量有限,每天还需接待大量的患者,这样不仅增加了医生的职业倦怠,也会增加医患矛盾的可能性。

提到看病贵给人最直观的感觉就是对于患者每次看病所要付出的代价很

高。近年来,国家财政支出在卫生领域的比重是相当大的,到 2014 年城乡居民基本医保财政补助标准由人均 280 元提高到 320 元,也能看出国家解决看病贵,降低看病费用的决心,但是在国家不断加大投入的同时,老百姓却很少能感觉到费用的下降,医药费高处不胜寒的价格使得很多人都在高喊"医药分家",所以医疗费用不仅是人民最关心的问题,是人民最真真实实能感受到的,也是和人们的健康息息相关的,更是医改的关键所在。医药费的虚高只是我们看到的结果,而发生这样的结果其真正原因还是由于公立医院体制缺陷,药品流通混乱,医保的覆盖面还不够完善所致。

医患关系是众多人际关系中的一类,是人际关系在医疗过程中的一种具体化形式。医患关系有狭义的,也有广义的。狭义的医患关系是指患者和医生在医疗的过程中产生的特定的相互关系。有一位著名的医史学家西格里斯曾说过:"医学的目的是社会的,它的目的不仅在治疗疾病,使某个机体康复;它的目的是使人康复后得以适应他的环境,作为一个有用的社会成员。每一种医学行动始终涉及两类当事人:医师和病员,或者更广泛地说,是医学团体和社会,医学无非是这两群人之前多方面的关系。所以说广义的医患关系应该是以医生为主体的医务群体和以患者为核心的防治群体。医患关系不是一种简单的人际关系,而是普遍存在的社会关系。

职业倦怠最早是 Freudenberger 于 1974 年首次提出的,其含义指的是个体在工作重压下产生的身心疲劳与耗竭状态。他用这一系会描述了服务于助人行业的人们因工作时间过长、工作量过大、工作强度过高所经历的一种疲惫不堪的状态。

职业倦怠一般包括以下 3 个方面:

(1)情感衰竭。指没有活力,没有工作热情,感到自己的感情处于极度疲劳的状态。它被发现为职业倦怠的核心讳度,并具有最明显的症状表现。

(2)去人格化。指刻意在自身和工作对象间保持距离,对工作对象和环境采取冷漠、忽视的态度,对工作敷衍了事,个人发展停滞,行为怪僻,提出调度申请等。

(3)无力感或低个人成就感。指倾向于消极地评价自己,并伴有工作能力体验和成就体验的下降,认为工作不但不能发挥自身才能,而且是枯燥无味的繁琐事物。

职业倦怠的问题越来越受到人们的关注。在美国,每年因为工人所受到的压力以及相关疾病造成的经济损失已经达到了 2000 亿美元，其主要的表现形式为工作事故、扩工等，职业倦怠还容易降低员工工作的积极性以及生产效率。而这仅仅是从数值上面评估的问题，因工作压力造成的个人精神层面上的影响还要更多。

职业倦怠理论在 20 世纪 70 年代之后，日益得到广大研究者的关注。而医生作为职业的高发人群，因为其工作关系到人的生命，承担着重大的责任和风险以及高负荷的工作，其职业倦怠问题应该是最密切关注的职业之一。因此探讨影响医生职业倦怠的原因，以及相应的解决对策，无疑有着重要的现实意义。许多研究发现医护人员是职业倦怠的高发群体，且医生职业倦怠对于提高医疗质量、自身的职业发展和日常生活都有消极的影响。2001 年美国等 5 个国家调查发现医院中职业倦怠现象非常严重。我国医患比重要远远低于发达国家，我国百万人拥有医生数不超过 29.48 人的城市不到 61%，40%的城市不超过19.72 人。医生的工作量大，收入和社会地位均较发达国家低而职业风险却明显高于国外同行，潜藏着职业倦怠发生的高危因素，所以其职业倦怠比想象中严重。

医患矛盾的激化会使医生产生职业倦怠。有研究表明，管理和照料患者的责任增加以及自主权的削弱等一些环境的变化都会给医生带来影响，其中40%的医生会感觉自己的工作压力变大，还有 70%的医生对医疗体制的未来抱着消极的态度，加之媒体对医疗形象予以负面的宣传，还有其他原因使得医生对医疗环境的压力倍感增大，这些因素都会使医生产生职业倦怠。本来医院是一个复杂多变的环境，也是一个充满焦虑、沟通不畅的场所，医生每天要面对饱受疾病折磨、心理状态不同、文化层次不同的患者，同时还要面对患者及其家属的愤怒、恐惧、悲伤等情绪变化，这些因素会让医生的每天的工作产生很大的压力，随着社会上屠医事件的持续发酵，医生执业环境变得越来越差，医生在工作过程中的不安全感和不公平感与日俱增。这种感觉会让医生发生情感衰竭，致使医生产生职业倦怠。所以改善医患关系对减少医生的职业倦怠有着重要的意义。

医生的职业倦怠会加深医患矛盾。当医生发生了职业倦怠，无论是情感衰竭，去人格化还是低个人成就感，其行为会直接表现在工作上。发生情感衰竭会让医生的工作失去工作热情，而当医生每天面对需要诊疗的患者来讲，如果医生失去了对工作的热情，会影响医生对病情正确的解读，有可能造成错诊和误诊，从而降低了治疗效果。有研究表明，医生的情感衰竭>3 分的检出率为 14%，人格解体为 22%,服务忧虑为 44%。服务忧虑的含义是医生在为患者提供服务时,担心患者不满意、害怕出医疗差错,给自己带来医疗纠纷或者其他的麻烦。发生去人格化的职业倦怠会使医生与患者之间保持距离,对患者采取冷漠忽视的态度,不能很好地因人而异的解决病情,会对面前的患者的病情敷衍带过,产生不负责的工作态度。低成就感会让医生对自己的工作有消极的评价,这种消极的态度会影响到工作中对患者病情的判断,也容易影响治疗效果。总的来说只要医生产生职业倦怠中的任何一种都会影响患者的看病效果,降低患者病情的治疗效果,从而降低了患者对医生的信任,加深了患者对医生的不理解,引发医患矛盾。所以减少医生的职业倦怠能有效地改善医患关系。

减少医生的职业倦怠与改善医患关系相辅相成。医生是否发生职业倦怠会直接影响医患关系的好坏,减少医生的职业倦怠能有效地改善医患关系,或者说是改善医患关系最直接的途径。而改善医生的职业倦怠却是需要全方位的,患者是医生工作的主要对象,医患关系只是影响医生职业倦怠的因素之一,在医生的工作过程中还有工作负荷、报酬、社交、公平程度、价值观冲突等条件不相符都有可能引起不同程度的职业倦怠,这些因素与其工作环境密切相关。而医生的工作环境很多地方与医患关系紧密相连,两者相辅相成,密不可分。

减少医生职业倦怠改善医患关系是医改的目的之一,医改也不是能一步到位的,医改是个长期的过程,是个永无止境的项目,它是多阶段的任务,在每一个阶段我们都会面临新的问题,而现阶段的任务就是解决医务人员和患者最基本的问题,每个问题都不会独立产生的,医务人员的工作倦怠会影响医患关系,而医患关系反过来也会影响医务人员的工作倦怠问题。所以医生的职业倦怠是值得我们关注的,从医生的职业倦怠问题反映出并不是医生的道德素质不高导致回扣、红包事件屡屡发生,从而恶化了医患关系,而是医生的工作环境引起的。医疗资源分配不合理,公立医院患者过多,医生压力过大,加上医生的收入与之所付出的劳动价值不相符,以及各种因素的问题使得医生的职业倦怠严重。

解决医生的职业倦怠是深化医疗改革的步骤之一,本文认为对于现有的问题应该全方位,整体性,相配套的改革,公立医院体制的改革,公立医院管理的改善有利于公立医院的发展,还可以促进建立相应的法律法规规范民营医院的发展,公立医院的转型,监督工作的进行,倡导更多医疗工作的人与事,而这些又能反过来作用医院管理体制的改善,这样整体的改良将是一个良性循环,相辅相成,引导医疗产业提供更优质的服务和相对较高的效率。由于笔者能力有限,还受客观条件的影响,对于选题的部分内容无法深入实际去了解,对于有些内容的看法还比较肤浅,认识问题的全面性还不够,但是仍然能希望能为我国的新医改,为改善医患关系,为改善社会的医疗环境做出一点贡献,提供一点帮助。

在最后,笔者还是对药品价格虚高的问题有所担心,单单使医药分开,医院的改革并不能使药品的价格回归正常,现有的采购药品的渠道方式以及政府的限价只会使药品的价格越来越高, 单个药品的成本会随着市场变化而波动,当药品成本超过政府限价时,作为企业没有利润可赚时就会选择不生产价格低廉的药品,从而选择高价位附带高利润的药品生产,加上销售环节中的种种渠道,自然将药品价格推高了。医院有15%的加价权,相对于价格低的药品,医院更愿意出售价格高的药品,这样所得的利润会更高。所以对于药品的价格如同大禹治水不能堵,而应疏导,取消药品的最高价格限制,对于低价格的药品应该鼓励生产与销售,可以采取药价补贴或者在税收上实行优惠等补偿方式鼓励。对于低价格药品应使用国家认证,医院以及药店销售相应国家认证的底价药品都会受到优惠政策的影响,提高底价药品的销售量,这样药厂、医院和药店都会提高底价药品的生产、销售积极性。

(许秀萍 李利彪 马 玲)

第十三章 医生职业行为激励
与约束机制研究

医疗费用增长速度过快、"看病难、看病贵",是目前社会反映强烈的热点问题。据第三次国家卫生服务调查数据显示城乡居民平均一次住院费用相当于一个居民一年的总收入。换言之,住一次医院就要花掉一年的收入。结果造成了我国约有 48.9%的居民有病不就医,29.6%的应住院者不住院。"有啥别有病,没啥别没钱"的说法在当今社会显得尤为恳切。

当然,这一突出社会问题的症结不能简单归结于医生,但是由于整个医患关系中,医方处于主导地位,而医生又是医疗活动的中心,是医方与患方接触的窗口。人们自然而然把这种医疗矛盾的焦点集中在医生身上,使得近年来医生职业行为备受关注、同时也饱受责难,要求尽快建立健个医生职业行为激励与约束机制的呼声愈发高涨。

在古典微观经济学理论中,激励问题一直没有得到经济学家的重视。直到科斯提出了交易成本理论以后,激励问题才得到经济学家的关注,特别是信息经济学、博弈论、契约理论的出现为研究激励问题提供了十分重要的数学模型分析手段。但经济学家对激励问题的研究都是从"经济人"假设出发的,主要依赖经济手段,忽视了管理手段的运用,缺乏对管理约束问题的研究,且研究大多数集中在对组织及对经营者的研究上,对某些特定人群(如医生)的激励问题研究则涉及很少。

本论文综合运用经济学、管理学和社会学的理论与研究方法,紧密结合当代中国的经济社会环境背景、医生职业特点、医疗系统管理实践以及实证分析结果对医生职业行为的激励与约束问题展开探索,在此基础上建立起一套多维度的医生职业行为激励与约束机制。本论文的研究成果将对现有激励与约束机制理论的补充做出有益尝试。

江泽民主席曾在党的"十五大"工作报告中指出："要加强科学管理,探索符合市场经济规律和我国国情的企业领导制度和组织制度,建立决策、执行和监督体系,形成有效的激励和约束机制""人才是科技进步和经济社会发展的最主要的资源,要建立有利于培养和使用的激励机制"。江主席的论断可谓切中时弊、独有远见,显示了我国政府对建设激励和约束机制的重视程度。

健康是最宝贵的财富,因而医疗问题成为百姓最为关注的话题之一。医生的职业行为直接影响医疗服务提供的质量和效率,在人们的社会生活中具有极其重要的影响。因此,加速建立和完善医生职业行为的激励与约束机制成为医生管理实践的迫切需求。

建立健全医生职业行为的激励与约束机制,有助于进一步调动医生的工作积极性、端正工作作风,督促医生不断提高业务水平,限制其职业行为不良表现的产生;有助于推动医院进一步深化改革,促进医院在新时期下继续发扬和深入实践救死扶伤精神和"以人为本"的办院宗旨,有助于树立医院声望和品牌形象;有助于方便患者就医、维护患者权益,促进医患关系的和谐;有助于保障社会医疗保险机构权益,促进整个医疗卫生系统的完善和高效运行。总之,建立健全医生职业行为的激励与约束机制,对于构建和谐社会将起到巨大的推动作用。

"医"字由来已久,本义为治病的人。在《说文》中有记述:"医,治病工也。""医生"一词,始见于《唐六典》:"医生四十人",即指学习医学的人。唐时设置学校令人习医,故而有"医生"之称。医生还有大夫、郎中、杏林等别称。直至近代,医生已成为为业医治病者之通称。英文中"医生"(Doctor)来源于词根"Dek",意思是适当的、可被接受的和有用的事物,派生词 Decoru(体面,正派,得体),Decency(体面,合乎礼仪)蕴涵着对医生内在素质的要求。在《现代汉语大辞典》中将"医生"定义为受过中等以上医学教育或具有同等能力、经国家卫生部门审查合格、具有职业资格、负医疗责任的医务工作者。

医院中的医生按其工作部门可分为门诊医生、住院医生及医疗技术科室诊断医生等。虽然不同部门医生在临床实践中体现出不同的职业特点,但都是针对患者提供医疗服务,其职业行为具有相当的普遍性。因此,本文将研究对象"医生"限定为医院中与患者直接接触、为患者提供医疗服务的门诊医生,并以吉林市二级乙等以上综合性公立医院为例。

本文所研究的医生职业行为指的是医生在从事诊疗过程中与患者有直接

接触时的行为。而医生工作期间的其他行为,如医生之间、医生与上级之间的交流行为等,以及医生工作之外的行为不属于本论文的研究对象。作者通过观察与分析抽象出一般医生职业行为如下:首先医生对患者进行观察、问询以及对以往病历进行回顾,然后倾听并适当引导患者对病情、生活习惯以及既往病史等方面的描述,若有必要,则采用适当的医疗设备和仪器辅助诊断,最后医生将其对患者病情直观了解、病历记载,以及医疗设备仪器检查结果与自己的知识水平和临床经验相结合形成印象,诊断并开具处方。在通常情况下医生的处方包括两个方面:健康处方和治疗处方。健康处方是医生对于影响患者疾病预防、治疗的因素,诸如生活习惯、工作环境等方面提出的指导性建议;治疗处方是医生针对患者病情采取的药物、理疗、手术等从医学治疗角度提出的处理意见。综上,医生的职业行为可抽象概括为两个层面内容:医生诊疗过程中的态度、沟通行为和处方行为。

所谓"激励",是指通过适当的管理工作影响人们的动机进而调整人们的行为,将员工的动机引向组织的目标并圆满完成目标,最终把需要、内驱力、目标三个互相影响、互相依存的要素衔接起来,构成动机激发的过程。所谓"约束",是指为了避免人的行为超过一定的、合理的限度,而对其进行限制和管束,即对被约束对象(医生)的行为加以规范,使其符合一定的方向,并将其限制在一定的空间范围内(即不得超出正常医患关系和医生职业行为的规范)。

激励与约束是两种不同的管理活动,其关系是对立统一、相辅相成的。首先,从一定意义上讲,激励本身就是一种约束。具体说来,对医生进行激励,给予他们较高的社会地位和待遇,这本身对他们就是一种约束。他们必须遵纪守法、勤奋工作、救死扶伤、不断创新,取得较好的工作业绩,才能维持相应的地位和待遇。其次,人的行为动机来源于人们的需要,而在这些需要中,相对于组织的管理目标而言,有些是正当的,应用激励方法强化其行为,有些是不正当的,应用约束的方法弱化其行为。因此,激励与约束是一对对立统一体。激励就像汽车的发动机,但只有发动机还是不能上路的,还必须有刹车装置才能保证安全行驶。而刹车装置就是约束。只有将二者科学使用、合理搭配、有机结合,才能发挥激励与约束应有的功能。

具体到医生职业行为的激励与约束实践中,激励主要解决医生工作态度、沟通方式不足等方面的问题,调动其工作热情与积极性,使其发挥潜能努力工作;而约束主要对其职业行为取向等加以限制和管束,从而保护患者和医生个人的根本利益,保证医生的行为方向与患者目标激励相容。如果没有严密的约束,物质激励就变成了白送,动力机制就会失衡或失效,医生职业行为就缺乏管理机制的保障,很可能导致医生职业行为不良表现的产生,带来诸多弊端,甚至造成患者在物质、精神、身体上的多重伤害。

根据以上分析本文将激励与约束机制的定义为:依据组织目标,在分析被管理者的需求与动机的基础上,通过组织管理资源的合理配置及管理方式方法的优化组合,制订必要的监控手段及可实施、执行的制度,承担能够长期激励与约束被管理者思想行为的相对固定化、规范化的一系列制度与工作规范。

由于医生职业行为包括医患沟通行为以及医生的处方行为两方面,在此将医生职业行为激励与约束机制研究的综述分成从医患沟通的角度和从医生处方行为的角度分别阐述。

一、国外对医患沟通的研究

学术界对医患沟通的关注始于 20 世纪50~60 年代。因为在此之前医患关系基本上处于一种理想的状态——充满同情心的医生和对医生充满信任的患者。杜治政、许志伟(2003)根据研究者的着眼点不同可以分为以下几种理论或流派:

(一)医患社会角色理论。帕森斯认为一个医生和他或她的患者之间的关系是基于医生帮助患者有效地处理健康问题这一基础之上。患者与医生通力合作,医生则尽可能地使患者恢复到正常功能的水平。但是,医患之间往往存在由于角色差异而带来的认知冲突。萨斯和荷伦德根据症状的严重程度,将医患角色关系分为三种可能的模式,即主动—被动模式;指导—合作模式以及相互参与的模式。罗宾森等指出:由于医患双方专业分工、专业知识背景差异以及各自权益的不同,面对同一个有争议的诊疗结果,就存在归因的认识性与动机性偏差。

(二)医患交流与沟通理论。戴维·海斯和鲍蒂斯塔研究了患者试图修正医生治疗方案的方式,他们把医患互动看作协商的过程,而不是医生简单地下命令,让患者机械地、毫无疑问地听从命令的过程。随后的研究者,如阿尔曼,克莱尔等,认为医生与他们的患者在地位、教育程度、职业训练和权威方面的差异往往会成为沟通的障碍,并进而引起医患之间的冲突。威廉·马德森注意到文化因素对医患交流的影响:对于具有不同文化特征的患者来说,与医生之间的互动会有困难,并可能造成双方的误解,由此形成医患之间的冲突。

（三）基于信息不对称的研究。美国经济学家谢尔曼等论及：患者和医生双方在某些程度下都存在信息不灵，但是相比之下，患者更处于劣势。史蒂芬指出："根据主流健康保健经济学理论，医疗服务有着特殊的交易形式——逆向选择、道德风险、信息不对称、垄断竞争、伦理关系——使得医疗服务不同于其他物品。爱克拉指出："患者处于一个不利的地位，因为他们一般缺乏选择的机会和信息的通路。传统上医生的决定被看成是绝对的和最后的，患者少量的信息来自医疗广告和竞争者，患者一般缺乏关于疾病的知识。一旦就医，患者就不可能再选择，在医疗保险之外不得不额外付费。"

（四）基于医疗保健制度的研究。爱德华追溯到医患关系的历史渊源。首先他解释了医学职业是如何从一种地位卑微的职业演变成高度科学化的受人尊重的领域的。理想的医患关系形象——充满同情心的医生和对医生充满信任的患者——已经不复存在；医生在与患者的互动中距离越来越远；反过来，患者同时也发生了变化，从自愿被动转向积极讨求信息的消费者，他们要求更平等地参与他们的保健。高额保健费用，许多医生的高工资以及在某些方面的高人一等的态度，伴随着医生们有组织地反对卫生改革，使得一部分患者对医生的职业幻想破灭。从木身来讲，医生对那些质疑他们的工作的患者和其他人都越发愤慨。因此，肖特说，美国近年来的医患关系被大大地破坏了。

二、国内对医患沟通的研究

（一）医患沟通状况的社会学研究。2001 年出版的《城镇医药卫生体制改革政策问答》一书中，指出了中国前医药卫生领域面临的四大问题：医药费用涨速度过快，百姓的医疗保健需求受到抑制，原有的医疗保健制度难以维持；资源利用效率下降，无序竞争加剧，卫生服务体系功能混乱；医患关系紧张，医疗纠纷增多，患者和社会对医疗卫生系统的不信任感增强；部分医务人员行为扭曲，职业吸引力下降，人才流失。

（二）医疗技术方面的研究。李大平指出："在具体的医疗过程中，医患双方都期待达到某种特定的结果，这种愿望是美好的，但是医学发展总是有它的局限性，并不总是完全达到理想化的结果。张波、王汝艳、韩芳芳等认为，理想化期待与非理想化现实的差距是客观存在的。我们只期待这种差距越来越小。应该从医生、患者和社会等各个方面进行综合治理。

（三）医疗信息角度的研究。杨同卫认为，医患关系作为一种特殊的社会交换关系，医患之间的信息结构表现为明显的非对称性。这种非对称性会引致各种伦理问题。国锋、孙林岩从医患信息不对称出发讨论了患者道德风险与医生诱导需求的控制策略问题。李大平指出，医患信息的不对称性，使医师在治疗过程中为了自己的利益可对患者进行一定程度上的善意或非善意的信息隐瞒。

(四)医疗服务价格方面的研究。王石岭认为，国家一方面要保证医疗服务的福利性质，因而把医疗服务的价格压得很低，导致医务人员的劳动报酬不能体现其价值，另一方面，却又默许医院赚取药品销售中的批零差价以维持医院的正常运转，医务人员和医院只好打破传统医学道德界限去满足他们的正常需求，各种医患关系失序的表现其实都来源于此。

对处方行为的研究较早是在西方。随着科技的发展，新的药品和技术不断出现，新药物和新技术使用的合理性的监督与评估，在医院的日常管理、提高医院的医疗质量中日益显得重要。如何加强对供方行为的监督和约束，规范医生处方行为备受关注。

1974 年，第一个药疗过程评估方法正式产生于美国。其目的在于评估药物治疗方案，以使方案合理化，并进行成本有效的药物治疗日。可以以处方为中心，评估一个医院或社区药物利用情况，了解药物使用的发展趋势，以及滥用、不合理使用与大处方等现象。后来，研究人员以观察性、分析性研究为主，寻找一些影响医生处方行为的因素，如研究持有基金的全科医生(GP)和不持有基金的全科医生处方行为影响因素的异同。

麦克吉尔和波里指出，为什么竞争市场会出现引致需求？其解释有：①价格刚性模型。假设医疗价格倾向于刚性，随着供给增加，为了保持固定的价格，医生具有增加需求的激励；②目标收入模型。在目标收入假设下，医生供给的增加导致收费的上升以保证目标收入，或者医生将诱导患者的需求以保证目标收入；③医生防御性治疗。医生还是将误诊视为最重要的风险。防御性的治疗是指医生为了保护自己免遭诉讼而人为地行动。

埃文斯强调医师最大化效用，认为处方行为导致引致需求会造成医生的负效用，医生要负担引致需求的心理成本(psychiccosts)。埃文斯的理论受到研究者们更为普遍的追随；引致被视为一种不愉快的负效用，并受到当医生给患者倾向于自身利益的建议时所承受的心理成本的约束。

余侠认为所谓"大方"是指医生诊病后开具的处方，以多开药量、开多重药或贵重药的方式使处方金额增加的现象。在药物治疗过程中，"大方"现象比较普遍，医患双方各有一定责任，应采取正确态度，共同加以克服。

于坤、曹建文等学者归纳了影响医生处方行为的因素,主要包括医疗保健制度、医院的补偿机制、需方的因素、药品本身的因素、传媒和专业期刊有关药品的信息,以及一些其他因素如医生的临床经验等。

王香平等认为,防御性医疗行为是值得高度重视的社会现象。合理运用激励理论的负面激励,使其引发正面效应;采取正性激励和积极的干预措施,建立健全管理机制;新闻媒体等保障良好社会氛围是激发医务人员钻研业务、提供高水平医疗服务的原动力。

在国外,20世纪90年代以前,医生职业行为研究的出发点是如何使医患关系更加协调,从而使医学更好地服务于群众的健康。20世纪90年代以后,随着医疗保健领域深层次矛盾的加剧和显现,人们把抱怨和不满发泄到医生身上;同时,医生也确实从医疗保险制度的缺陷中使得收入和地位不断提高,所以20世纪90年代以后,国外的研究集中在改革与完善医疗费用支付方式和支付制度上来。中国医生职业行为问题的研究始于20世纪80年代末90年代初医疗卫生体制改革的全面推进。政府试图建立"有激励、有约束、有竞争、有活力"的医疗体制,然而由于医疗信息的严重不对称性、医疗市场的垄断竞争性,医生群体有活力却少竞争,导致医生职业行为激励约束机制缺失。所以,当前的医生职业行为研究应从医药、医保、医疗相互结合、相互关联的系统高度发掘医生职业行为表现的深层次原因,在此基础上寻求激励约束医生职业行为的途径。

从激励理论角度的综述人们对激励与约束的认识和理解是随着生产力和社会的发展而发展的。随着行为科学理论的产生,管理学家与管理实践者们对人的重要性的认识逐渐加深,激励理论得到快速发展,激励的内涵也越来越丰富。按研究激励问题侧重的不同及其与行为的关系不同,可以把各种激励理论归纳和划分为内容型激励理论和过程型激励理论两类。

第一,内容型激励理论。内容型激励理论认为人的积极性和受激励的程度主要取决于需要的满足程度,故而又被称为需要理论。主要包括以下内容:

(1)马斯洛的需要层次理论。马斯洛认为人的需要层次从低到高依次为生理需要、安全需要、社交需要、尊重需要和自我实现需要。这5个层次的顺序对每个人都是相同的。在某一时刻只有一种需要是引发动机和行为的主导需要。只有当较低层次的需要获得了基本满足后,下一个较高层次的需要才能成为主导需要。

(2)赫茨伯格的激励—保健理论。该理论顾名思义包括激励与保健两个因素。激励因素:这类因素可以产生满足感,因而是真正的激励因素;保健因素:这类因素只能成为不满意的因素,不能产生满意感,而不起激励作用。

(3)阿尔德弗的 ERG 理论。该理论把人的需要分为三类,即存在需要、关系需要和成长需要。阿尔德佛认为这 3 个层次之间的界限并不十分清晰。他不认为只有当低层次的需要获得满足后,高层次的需要才能激励行为,需要的产生也并非只是由于缺乏。

麦克莱兰的成就需要论认为个体在工作情境中有 3 种重要的动机或需要:①成就需要。争取成功、希望做得最好的需要;②权力需要。影响或控制他人且不受他人控制的需要;③亲和需要。建立友好亲密的人际关系的需要。

第二,过程型激励理论。过程型激励理论是在内容型激励理论的基础上发展起来的。内容型激励理论是说明如何促使管理者更好地认识激励员工行为的特殊因素,阐明如何通过心理激励使人的行为积极性维持在一个较高的水平上。主要包括以下内容:

(1)维克多·佛隆姆的期望理论。个体决策在一项工作中应投入多少努力的心理过程,可划分成如下环节:首先,个体会考虑其努力是否能带来好的绩效;其次,个体会思考良好的绩效带来组织奖励的可能性有多大:最后,个体要衡量该奖励对于被奖励者的价值。期望理论的主要贡献在于它阐明了个人目标以及努力与绩效、绩效与奖励、奖励与个人目标满足之间的关系。

(2)爱德温·洛克的目标设置理论。该理论指出指向一个目标的工作意向,是工作效率的主要源泉。同时,洛克等通过研究还发现自我效能感和文化等因素,均会对目标的作用效果产生影响。

(3)亚当斯的公平理论。该理论认为,报酬的多少虽然是影响员工积极性的因素,但报酬分配是否公平、合理有更大的作用。每个人会不自觉地把自己付出劳动所得的报酬与他人付出劳动所得的报酬进行比较,也会把自己现在付出的劳动所得的报酬与过去的劳动所得报酬进行个人历史的比较。

过程型激励理论,试图发现用于解释激励行为的普遍过程。由于这类理论聚焦于过程而非具体的激励内容,因此较之内容型激励理论而言,具有更广泛的适用性。

医生职业特征包括:医生职业具有专家的工作性质;医生与患者之间具有很强的依存关系;该职业重视高度的职业道德;该职业具有较高的风险性和不确定性。医生职业行为使医、患两大集团直接联系,其受制于同时也影响着社会医疗体系的每个组成部分;医生的职业行为是医疗卫生体系的核心,是医生自

身、所在医院、医疗药品生产及流通部门、患者及社会医疗保险机构五方利益的
调节器。医生职业行为激励与约束机制并没有形成一套完整的体系,一个措施
的实施缺少其他配套政策的配合;激励与约束机制的构建没有深刻剖析影响医
生职业行为表现的因素,对于问题实质的把握不清晰,只能做到头痛医头、脚痛
医脚,且效果亦不明显。医生职业行为表现的影响因素可以从医生自身、患者、
管理层、社会环境等多个角度分析。具体说来,由于医疗工作归因、医生的双重
角色及其职业道德素养、医疗市场中患者搜寻成本、人们对待医疗服务具有的
特殊心理、患者的信息优势、政府投入与医院创收、监督检查机制、医院运行与
管理、社会风气、社会医疗保险制度、社会医疗卫生资源分配、媒体等多方面影
响因素的综合作用,医生产生了不同的职业行为取向。政府投入是影响医生职
业行为根本因素。政府投入既包括财政投入,也包括管理投入。

一方面,政府对医院的财政补贴与医院所需资金之间的缺口巨大,导致院
创收,造成部分医生片面追求完成诊疗业务量;另一方面,政府对医院实行的政
策扶持、立法监督等管理手段相对薄弱。缺少保护、疏于监管增加了医生道德风
险产生的可能。基于医生职业行为激励与约束机制经济学模型的分析得出:防
患医生引致需求和医患同谋现象在从制度方面加强激励与约束机制的同时,还
应增强患者的医疗服务敏感程度、加强医生的职业道德建设、提高医生收入加
强医生的职业道德建设。建立健全医生职业行为激励与约束机制,从管理层角
度给出的政策建议包括:增加政府投入、积极推行医院专业化、独立的第三方担
任医生监督者、建立医德信息系统、建立合理的医生人力资源管理体系、引入医
患长期合作和诊疗费制度;从社会环境角度给出的政策建议包括医疗保险制度
的改革调整、合理分配社会医疗资源、媒体发挥积极作用。

(李利彪　陈　健　宋和增)

第十四章　医院医生职业生涯
管理研究

目前,我国医疗卫生事业面临着诸多难题,政府一直致力于建设和谐社会,完善医疗保障体系, 特别是老百姓关心的看病难、看病贵的问题更是写入了"十二五规划纲要"当中,可见国家已经把医疗卫生事业的发展作为头等大事来抓,特别是医生队伍的建设更是重中之重,所以职业生涯管理对医生队伍的建设和完善医疗体制既具有指导意义,又是医疗改革的核心问题。

医学是一门实践性科学,在职业之初需要规范性的实践指导,也就是医学生的毕业后教育,在这方面我国还处于初级发展阶段,而且各地方、各医院的临床带教水平又参差不齐,培养出来的医生也是千差万别。医生成长发展的过程是漫长而复杂的,而且许多疾病的认识还没有特别清楚,培养一名优秀的医生不仅要有一定的临床实践经验,而且还要有临床科研创新的思维,遇到特定情况能够及处理并选择恰当的治疗方案,无论是临床实践还是科研都需要贯穿于整个职业生涯。目前,各个国家和地区的医生职业生涯在发展规划上可谓千差万别,如何完善毕业后教育和继续医学教育,如何在现有的条件下促进医生的职业生涯发展,如何保证医生人才团队的结构合理,如何为医生的职业生涯创造良好的工作环境和氛围,如何能够激发医生的创新热情促使医疗技术和科研的发展,一直以来都是社会各界努力的目标。

医生职业生涯管理的目标之一,是帮助医疗卫生机构特别是大型医院培养一大批合格的符合职业特点的优秀人才——医生,找到合理的培养方式考核方式提高医院的医疗质量和医疗安全,提高规范性和可操作性,促进医生的诊疗水平,特别是高年资的成熟医生能够反映出相应的水平,而且职业生涯管理同时也可以使高年资的成熟医生的年龄适当提前,也就是延长了成熟医生事业巅峰期,使医疗机构充分发挥其内在价值。另外,医生职业生涯规划可以帮助医生

找到自己发展的方向,清楚认识到自己所处于哪一个环节,应该储备什么样的
临床知识,应该熟练掌握哪些临床技能,才能进入职业生涯的下一个阶段,明确
下一个职业生涯目标。不断地进行继续医学教育,使自己的医学知识不断更新,
始终处于与现代学发展同步的效果。

本文针对医院职业倦怠的研究也是基于同样的目的,找到医院的职业生涯
管理的核心,针对这些核心的因素进行分析和总结,帮助医院找到职业生涯发
展规划的方向,同时也为行政部门提供一些思路和实践资料,促进祖国卫生事
业的发展。

职业生涯管理的概念在实践应用广泛,特别是在职业规划、职业选择与路
线的确定、职业生涯的发展阶段、职业生涯发展模型等方面都有必要的理论成
果。但是针对该领域的研究还不够深入,那么深入地探讨医生职业生涯管理过
程中的核心问题,对丰富职业生涯管理理论,完善人力资源管理体系都将具有
一定的意义。

2009年4月《中共中央国务院关于深化医药卫生体制改革的意见》模式获
得通过,标志着新医改的正式实施,其中提出建立可持续发展的医药卫生科技
创新机制和人力保障机制,制订和实施医疗队伍建设规划等。在发达国家,人力
资源管理的主要手段就是为每一个雇员开展职业生涯管理,使每个人把发展目
标和企业发展紧密结合,帮助雇员培养自身发展的技能,可以说职业生涯管理
是满足双方的需要、标准和利益的最佳人力资源管理方式,但职业生涯的研究
在我国的各个医院的应用还比较晚的,应用的比较少,取得明显效果的报道不
多,但是如果能够得到政府和医院的细致梳理,职业生涯理论在医生成长的道
路上是非常有生命力的,特别是国有大型三级甲等医院这里高级知识分子集聚
的地方更能发挥作用,中国的国情和历史使我们的职业生涯管理发展不能照搬
其他发达国家的方式进行,应该有中国特色,适应中国的国情,但是有一些是可
以借鉴的,如培养一名合格的医生,国际医学界的普遍共识是需要经历3个阶
段:院校教育,毕业后教育和继续医学教育。三部分构成完整的培养体系,同时
也是一名合格的医生在职业生涯当中必须经历的3个阶段,虽然各个国家和地
区在完成这三阶段的时间和规定上可谓千差万别,但是经历的过程大致相同。
随着新医改的不断深入,我国的医疗卫生服务体系中人才队伍的建设已成为改
革的重中之重,如何让医生人尽其才,如何让优秀的医生脱颖而出,促进医生的
职业生涯发展,提高工作效率和热情,同时如何留住这些杰出的临床专家也成

为医院人力资源的重要课题。

因此，医生职业生涯管理理论与实践的研究不仅仅是让医院得到或培养出合格的医生，同时医生让自己的人生价值与组织保持一致，更重要的是为地方政府和国家找到一种既适合我国国情又符合国际优秀医生标准的方法，为我国的医疗卫生事业添砖加瓦。

职业生涯管理的理论目前应用得比较广泛，他们在医生职生涯管理领域的研究还处于初级阶段，经过查阅相关的文献资料，给我的研究提供了一些思路和启发，职业生涯管理规划可以有效地将医生职业生涯目标与医院的组织目标有机的结合，实现医生和医院的共赢，同时可以最大限度地发挥医生的个人价值，组织也可以在这个过程当中实现其组织目标。因此，医院医生针对职业生涯管理现状的了解是非常有必要的，同时我们也可以了解到影响医生职业生涯管理规划的因素，进一步探索医生职业生涯管理规划的有效方法和科学路径。本文主要是针对医院医生进行职业生涯管理规划的研究。

医院积极顺应改革步伐，在岗位设置、团队建设结构、人力资源的配置、内部结构的调整以及管理方式的改进等方面都将面临一系列的调整，通过自上而下的改革，以促使医生的职业生涯发展和组织的人力资源需求相匹配，组织也可以通过有效的职业生涯管理手段提供有利于医生职业发展的空间，为医生的职业发展成长建立良好的环境，从而使医生获得职业发展的同时，医院的医疗科研水平也得到了相应的提高，最后实现医生与医院共同发展的目的。医生的职业生涯管理是医院人力资源的重要组成部分，医院的医疗水平、医疗技术、服务质量和竞争优势重点就体现在这部分人群中。因此医生的职业生涯管理也是各医院的工作重点，其中在用人机制、激励机制等方面都将做出积极探索，充分调动医务人员工作积极性，这些都说明医生职业生涯管理的必要性和重要性。

本文首先研究医生职业生涯的研究的时代背景和历史背景，其次根据职业生涯管理的有关理论研究脉络和新医改的相关政策，通过查阅文献资料，和对医院医生的问卷调查，通过对问卷结果的分析，对医生的思想状态、理想、价值观、组织关怀等方面进行了深入的了解，总结影响医生职业生涯发展的几个突出的因素。从多种层面，多种角度出发，探索医生职业生涯发展的设计与实践，分析符合我国国情的医生职业生涯管理体系以及医院在体系当中应该充当什么样的角色，然后提出针对医院医生职业生涯的规划方案。

职业生涯规划的研究方法多种多样，本文主要综合运用问卷调查法，比较法及文献法等进行分析研究。

职业生涯职业生涯就是指把组织的目标和员工的发展目标有机结合,组织通过考核选拔人才的各项能力和性格特征如观察力、执行力、性格等,最后将组织的目标和员工的发展目标统一,然后根据组织的需要采取一些有效措施如讲座、培训、制订规划方案等,逐步达到员工职业生涯目标的过程。职业生涯包括:组织职业生涯,主要是组织为员工制订和设计的发展目标,并且符合组织的发展现状;个人职业生涯,就是员工完成组织制订的规划方案,实现自己的人生价值。二者统一是职业生涯的关键。

职业生涯管理具有指导性、系统性和专业性。职业生涯管理可以让员工找到自己的位置,形成系统的、规范的、科学的职业生涯规划,符合个人的特长和价值取向,引分员工将发展目标同组织发展目标保持一致,形成合力并给与员工更广阔的发展空间。职业生涯管理一方面是在完成员工的职业目标的过程中,使个人的职业技能得到提高,进而提升整个组织的生产效率;另一方面,职业生涯管理可以引导员工的努力方向, 进一步促进组织目标和个人目标的一致,为组织提供人才储备。职业生涯管理内容非常庞杂,既有对个人基本状况的深入了解,又有对组织内部的深度探析;既有职业生涯规划,也有实现目标所需的科学方法;同时又涉及职业活动的个体行为,包括预测组织未来的发展目标和过去发展所取得成绩和经验,制订长远规划指明发展方向,主动提供先进的知识和技术给组织的员工,彼此建立值得信赖的沟通、反馈、支持体系,充分了解成员的个体差异,为每个人设定不同的发展目标,以提高的工作效率。

个人职业生涯管理的含义也可以称为自我职业生涯管理,其目的是实现个人发展的空间最大化,并实现个人兴趣和能力与发展目标的科学有效的统一管理。在组织环境下,员工主动实施的提升自己竞争力的有效的措施和方法。个人职业生涯管理的重要意思对每一个员工来说,不仅与个人的生存和发展息息相关,而且,对组织来说,也和较好地保持员工的竞争力有关系。

个人的职业生涯的发展通常要经历几个阶段,大体上我们可以分为 5 个阶段:成长阶段、探索阶段、确立阶段、维持阶段和下降阶段,个人可以根据自己所在的职业发展周期调整自己的职业兴趣和知识结构。但是我们个人的职业生涯发展周期有的时候并不一定与职业生涯发展的 5 个阶段完全一致,其原因与每个人的个性特点和逐步形成价值取向和偏爱等有关。

医生职业的自身特点决定了医生的个人发展和薪酬体系应该被高度重视

并得到合理的解决。医生职业主要有以下几方面的特点:①专业性强,技术程度高。医学是一门自然科学同时也是经验科学。医生用医学的专业知识和技术为患者提供优质的医疗服务,医生的专业知识和技术只有到医学专业教育机构学习并取得医师执业资格,只有这样的人才能具有从医资格。②工作强度大,心理压力大。医生的工作倦怠是无法回避的,也是急需解决的。③具有医疗决策权,医生经过长期的职业经历和多年的专业训练,使其对医治病患所需要的知识技术和对医治过程的了解掌握与干预控制,具有患者无法企及和动摇的专有优势,这种技术和知识的优势就形成了医生对患者拥有了无法抗拒的职业权力。在某些情况下,医生可以根据病情拒绝患者的要求,达到自己的诊断和治疗的目的,达到医生对患者应尽的义务和责任,即医生干涉权。④医疗技术的非标准化。因为每种疾病发生个体身上都不完全一样甚至同一种疾病的不通过时期处理方式也不同,医生必须针对不同患者的复杂病情进行对症处理。因此,医疗标准和流程很难做到一成不变的程序化和标准化。⑤委托代理式的医患关系。医生和患者之间并不是买卖双方的交易关系,而是委托代理关系,患者在医疗过程当中,都很难对医方的行为有恰当评价。⑥职业风险高。目前很多疾病的病因不是很明确,诊断也极其困难而且确诊率也不到80%,各种急救的成功率也只能到70%上下。医生的价值实际上是用其知识进行诊断和治疗,而医疗费中挂号费、治疗费方面,远远小于药品、器械、消耗等费用,当然医生的知识价值就没有在形式上得到体现。目前医院用各种办法限制医生滥开药的同时,是否应当支付医生复合其劳动价值的薪酬体系。在医生正当利益未得到完善提供的情况下,指望其为实现患者利益最大化而奉献恐怕是一种奢谈。只有医院不与争利,并建立有效的激励约束机制会减少医生的投机心理,医生才不会与患者争利。

激励是环境和个人相互作用产生的结果,其通过满足个体的需要来引导每个个体完成组织目标,也就是说激励是组织满足个人需要的过程。激励根据角度的不同,可以分为内容型激励理论与过程型激励理论,其中内容型激励理论的典型代表是马斯洛的主要层次论。马斯洛指出,当一种需要达到满足以后,这种需要已经不再对于个人产生驱动作用或已经丧失了主要驱动力,而这时就会产生其他的需要,个人将在新的需求的驱动下产生新的驱动力。马斯洛认为人的需要大致可以分为5个层次,依次为生理需要、安全需要、社会需要、尊重需要、自我实现需要。5种需要就像阶梯一样从低到高,逐级递升,但是也并不是

一成不变的,有的时候次序也有可能有一定的变化,激励行为就是组织满足人
们的最迫切的需要,而且激励的过程也是动态的,并不是一成不变的,个人的行
为会受到相应的需求所驱动。

现实生活中,个人的需求是多层次的,组织应该试图将每个员工的需求找
出合适的激励方式,引导员工的个体行为,进而完成组织的目标。当组织找到相
关激励方式之后,应该采取合理的措施如通过增加薪酬、改善职工文化生活等
来满足工的最基本需要;当员工的基本需求得到满足以后,追求人生价位完成
自我实现的需要就会占据主导,此时,建设性和创新性会体现在个人的具体工
作当中,组织应该会意识到满足这种需要非常重要而且不仅对于员工和组织都
有益处,因此组织应该在科学研究和技术创新领域开拓空间,激发员工的潜力,
鼓励员工将科研新方法、新技术应用到实践工作当中,为员工技能提升和能力
的提高提供制度保证。

双因素理论是美国心理学家弗雷德里克·赫茨伯格于1959年首先提出的,
该理论主要是针对激励因素和保健因素的理论,所以称之为双因素理论,赫茨
伯格经研究发现,员工不满意的因素有很多,如员工与主管上司的关系、行政法
规和工作安全的关系、公司政策和技术监督系统等方面处理的不当。但是即使
此类因素得到改善,仍不能使员工感到非常满意,只能在一定程度上减少员工
因为不满而产生的工作失误和损失,只能起到一定的预防作用,却不能激发的
积极性和能动性,这类因素赫茨伯格将他们总结为保健因素。赫茨伯格同时进
行了1000多个案例研究,从中发现,让感到非常满意的因素主要将工作成绩被
认可、负有重大的责任、富有成就感、工作具有挑战性、能在职业上得到成长和
发展等。如改善这些因素,员工的积极性和工作热情就可以被激发,进而提高生
产效率。然而,这类因素如果处理不好会引发相应的不满,但一般影响不会很
大。这一类因素赫茨伯格将之称为激励因素。

保健因素和激励因素是两类不同的激励方式。保健因素所带来的是外部激
励,主要满足个人对于外界环境的需求。当外界环境得到改善时,保健因素可以
对员工起到一定的刺激作用,但是这种刺激很难长久的维持下去:与保健因素
不同,激励因素所带来则是内部激励,它通过满足个人对工作的需求来进行激
励,并激发员工的工作主动性和积极性。像这样内部激励的方法非常有效而且
持久,从工作的本身着手,通过给予员工更多的责任、权利和更多的判断力和自
主性,来解决员工对工作的懈怠和不满,而且它所产生的激励效应又继续对工

作本身起作用,因此它能带来保健因素所不能实现的良性循环。

美国科学家施恩博士首先提出了职业锚理论,其主要内容已成为职业生涯发展理论的核心内容,他提出人们在经历过一段时间的工作以后,找到了自己喜欢并乐于从事的职业,反映出一个人进入成熟期的潜在需要和心理动机,并且将其作为自己终身的职业的内在原因。施恩认为个体在完成职业生涯过程中,根据本人的能力、需要、天资、态度、动机趋向等逐渐形成较为清晰的与职业意识。职业发展设计是一个连续的探索的过程,个人对自己的现状越来越清楚,了解越来越深刻,逐渐形成了一个占主要地位的"职业锚"。这个"职业锚"就是指个人在不必须做出职业选择时,无论怎样都不会改变想法,都不会放弃的职业中的对自己至关重要的价值观,也是个体选择自己的职业并发展时所围绕的中心。施恩将职业锚分为 5 种类型,分别是创造型、技术型、自主型、管理型和安全型。

(1)创造型

这种人具有冒险精神,希望充分展示自己,创造属于自己的东西或品牌,并有勇气去克服万难,这类人的核心价值观是创造性,其结果就是创造了新的东西如新品牌、新产品等,在这些人中,一些人通过努力,他们的创造和发明已经成功,而有的人则仍然奋斗在探索和创新的过程当中。

(2)技术型

这类型人追求技术领域的成长和技能的不断提升和提高,并应用这种技术的机会。这种人的人生观的核心就是找到自己擅长的技术并在工作当中发挥作用。其本质是愿意参与特殊技能为中心的具有挑战性的工作。这种喜欢挑战自我喜欢面对来外来挑战。他们不愿从事一般性的工作,那将会剥夺他们在技术领域的成就感。

(3)自主型

这种类型的人的核心价值观就是寻找"自由",自己的时间可以由自己支配,得到能展示个人能力的环境,希领能够依照自己的思路和想法来安排工作和生活,他们会竭尽全力摆脱组织的束缚,有的宁可放弃发展空间或晋升的机会,也不愿意受到约束。

(4)管理能力型

这种人致力于不断地得到提升和工作晋升,致力于独立的、全面的管理一个部分工作,他们人生观是得到组织中的较高的职位。他们喜欢追逐权力的阶梯,一直爬到执掌权力的高位。他们喜欢将组织的成功看作自己的工作,希望承担责任,他们的能力体现为分析问题的能力、与人沟通的能力和在紧急关头敢于做出重大决策等方面。

(5)安全型

这种人追求生活的安逸和工作的稳定,其核心价值观是寻找一个组织得到一个相对安稳的职位,而且这种职位是可以预测到未来并有稳定的前途和长期的就业,他们不喜欢冒险,追求财务的安全如养老金等,这种稳定感有助于保质保量地完成组织交给的任务。从而达到稳定的目的进而取得经济的独立并能很好的养家糊口。

职业发展阶段理论是研究职业行为的成熟度与人的职业心理的理论,萨帕以年龄为根据对职业生涯的每个时期进行了分析和研究,指出人的一生职业的主要发展经历,这就是职业生涯的阶段理论,他认为个人的职业生涯应该分文5个阶段:成长阶段、探索阶段、确立阶段、维持阶段和衰退阶段。

(1)成长阶段。是指从出生到14岁的阶段,这一阶段是自我意识发展并逐步成熟的时期。此时,个人基本的生理需求起一定的主要作用,慢慢对社会逐渐产生一定兴趣,而个人的能力和兴趣偏好则是次要因素。

(2)探索阶段。是指从15~24岁的阶段,这个阶段是人们开始职业发展探索和尝试的阶段,这一阶段是个人职业发展的关键时期,这一时期也可以细分为:暂定期、过渡期、试验期。暂定期是从15~17岁,这是个人开始尝试性的做一部分工作,并根据自己的个人特长、兴趣和愿景临时的暂时的选择;过渡期是从18~21岁,个人始思考人生,认知社会,为进入角色、找到人生价值做好准备;试验期是从22~24岁,此时个人已经初步选择所要从事的工作并为之奋斗终生,但还没做出最终决策。

(3)确立阶段。是指从25~44岁的阶段,个人在选定的工作岗位上经过试验和磨合,发现这一职业与自己预期的一致便稳定了下来。人们渐渐发现了新的兴趣点原有的规划已不再适用,所以需要重新定位,并最终确认。

(4)维持阶段。是指从45~65岁的阶段,个人在既定的职位上继续工作,维持着已经取得的社会地位、成就等,很少有人寻求新的发展机会和冒险探索新的领域。

(5)衰退阶段。是指65岁以后的,个人体力和能力都会逐渐下降的时期,逐步退出职业生涯和工作领域的时期。

个人可以从萨伯的职业生涯五阶段理论中认清自己处于那个阶段和计划将来的发展趋势;而组织也可以通过分析研究每个员工所处在的不同阶段的个性特点和关注点,从而有针对性地设计和规划职业生涯管理措施和办法。

人职匹配理论就是把职业性质与人的个性特征相匹配的理论,是现代测评人才的重要理论基础。人职匹配的基本原理是:由于不同个体有着不同的个性特征,而每种职业同样有着不同的职业特点如条件、方式、环境等,对工作者的能力要求也有所不同,如气质、性格、心理素质、知识、能力等,因此,在做职业选择时,要根据自己的个性特征选择相匹配的职业。

弗兰克·帕森斯是美国波士顿大学的知名教授,他在自己的《选择职业》一书中首次系统地说明了"人职匹配理论"。其核心内容是:自然界普遍存在个体差异性,个体都有自己独特的人格特点;与此同时,每种职业也有自己的特征,个体的能力、兴趣越接近所从事职业的工作性质,其工作效率就越高,个人就越容易取得成功,反之可能性就越小;个体要依据自己的个性特征对职业选择来做决策同时选择职业类型与之进行合理的匹配。人职匹配理论将人与职业的匹配分为条件匹配和特质匹配。条件匹配是指职业所需的条件如技能和知识与有种能力的人之间的匹配。特质匹配是指某些职业需要一些具有特殊个性特质进行匹配如数学家要有推算能力等。

帕森斯认为要实现人职匹配要进行3个步骤:

(1)对自己的个性特征的评价和定位

人职匹配的基础是正确的认识自己的能力、兴趣、气质、性格等。求职者首先要全面了解自己兴趣、能力、气质、个性倾向等以及学习成绩及实践经历等方面的情况,在做职业决策时可以通过对这资料的整合和测评,来找出自己的个性特征和职业特点。

(2)对各种职业对个人特征的需求的分析

人职匹配的基本条件是充分了解职业需求。职业需求包含职业的性质和对个人性格、心理、能力和学历的需求等。求职者还要考虑,职业的薪酬待遇、职业需求的教育成本以及教育资格。

(3)进行有效的人职匹配

了解到自己的个性和兴趣特点以及职业所需要的要求之后,要科学地客观地对双方进行综合的分析,最终选择既符合个人的性格特征又有把握能够从事的职业。

美国职业心理学家霍兰德首先提出"职业性向理论"。霍兰德认为由于个人的人格特征不同,他们所适合从事的职业也不同,同时他设计了职业性向测试也叫 SDS,用来测试个人的人格特征,以便找到与其相匹配的职业环境,进而确定个人职业发展方向。

美国心理学家弗朗斯首先提出"职业高原"的概念,是指个体在职业生涯发展过程中的某个阶段, 个体所能够获得的进一步晋升发展的机会可能性非常小。当代社会所指的"职业高原"的主要内容包括:个体的职业发展,进一步承担新任务和增加新业务并接受挑战的可能性很小。个体在职业生涯发展阶段上处于一个职业变动相对缺失的过程和时期,并且与个体的工作晋升和变动密切息息相关。职业高原一般被视作个体在职业生涯的峰点,是职业发展"向上运动"中工作内容、职责、压力、挑战的相对静止或者终止,是职业生涯发展中的一个"停滞期"。职业高原并非所有人都一定要经历的。弗朗斯认为员工达到了职业高原受六大因素影响,主要是压力、外部奖励、个体的能力、能动性和技术、价值观、组织成长等。他认为这些因素对职业高原的作用并有可能是正面的。个体的能力等如果能够不断地得到提升,并适时进行培训、带薪休假、出国考察等,可以很大程度上减少职业高原的发生。弗朗斯针对这些因素,提出了解决方案如:提供带薪休假的机会、提高出国学习的机会、用较为客观的测量方法对员工业绩进行评估等。这 6 个因素是一种探索性研究和分析,并没有形成定量的测量指标和方法,仅仅是推测分析阶段。其本质是:个人因素(个体的能力与技术、价值和个体需要、内部动力、压力)、组织因素(外部奖励、组织成长)。Tremblay(1993)等也提出了达到职业高原的 3 个主要因素:个人因素、组织因素、家庭因素。组织因素是:组织结构类型(金字塔式的、扁平的、矩阵式的或直线式等)与员工所处的职业生涯路径(技术业务路径或行政管理路径)。家庭因素则包括家庭满意度、家庭成员人数及居住地点、配偶工作情况(是否有工作,兼职还是全职)、个人家庭负担重不重等。个人因素包括:年龄、受教育水平、个人的性格、前任员工的影响、人格因素(特别足控制点与职业高原具有很大的相关性)、晋升意愿、上级的绩效评价、公平性、工作投入、以前经历的成功或者失败的工作经验等。他们对加拿大 3000 多名管理者的研究结果显示:除了控制点、年龄与职业呈成正相关外,其余均与职业高原成负相关。Lemire(1999)等的研究结果显示:年龄与前任员工的影响对个体主观职业高原的贡献率在这些因素中最大。Tremblay 的三因素说不仅仅考虑了个人和组织相关因素,还考虑到了个体的家庭生活因素。从整体上说，三因素说比六因素说更为客观，是对六因素说的一种发展与深化，但三因素说还需进一步的研究分析和证实。就个体来说，当员工认识到他的绩效成绩、对组织的贡献、能力、水平得不到认可时，就会发生机能失调。针对这种状况，Rantzw 和 Feller(1985)提出了如下的几种解决方案和方法：①平和方法。接受这种状态，并努力压制自己的挫折感和不满；②跳房子方法。在原有职位不发生变化的情况下，努力发展其他方面，以在其他方面有比较好的发展；③跳槽方法。离开原来公司，并在市场中寻求一个与原来相类似的职位，希望环境的变化可以带来一些改变并解决问题；④内部调和方法。通过尝试、创新、改造等方法努力发掘他们现有的工作内容，能频繁地与决策者进行沟通互动，而不是被动地接受。Rantzw 指出，在所有方法中内部调和的方法对真正解决员工职业高原问题最有成效和实用价值。Tan(1994)等认为职业高原是组织与个人共同关心关注的问题，应在组织中提供心理咨询准对职业高原员工这一群体。更加提倡健康的管理方式，控制对员工达到职业高原的组织因素(如上下级关系不协调、绩效考核制度不公平不合理等)。对于个体，他们提出了两种应对策略：强化职业高原员工的高水平业绩和模仿非职业高原员工的正确的行为方式。Duffy(2000)提出了利用混沌理论对职业高原的员工群体进行干预，其取得了显著成效，并具有一定的实际应用价值。就组织来说，为防止并不断减少员工达到职业高原的比例，研究者们已经提出几种不同的策略方案。Tan 和 Salomore(1994)指出组织应放在岗位的重新设计与安排、工作丰富化、工作计划完善、平等的皆升机会、轮岗、带薪休假等解决策略上。

职业生涯理论为各个企业，各个行业的蓬勃发展提供了理论基础，同时作为一种新鲜事物应用到医院管理的领域，应用于医生职业生涯管理领域，在促进医院人才培养机制方面，在个人职业生涯发展规划方面都显示出了一定的积极作用。职业生卵符理理念还需得到医院不断深入发展，动态管理，最终要达到的结果是有利于医改的政策的实施，有利于为患者提供更优质的服务，有利于为患者减少负担。

本文首先对职业生涯相关理论做了研究分析，通过理论的研究，对职业生涯哲理现状有了基础的了解，明确了进行职业生涯管理规划的作用和意义。

经过对医院医生的问卷调查，掌握了医院医生职业生涯的现状，分析得出了存在的问题，并经过系统的分析，肯定了医生职业生涯管理对医院的组织目标具有促进作用，同时对医生的职业发展也起到了一定的指导意义和导向的作

用,本文根据医院的职业生涯发展现状建立了医院职业生涯管理体系,并设计
了医院医生职业生涯规划方案,该方案采用多路径职业生涯发展规划并把住院
医师规范化培训体系和专科医师规范化培训体系融入其中,具有较强的实践性
和可操作性,对同类医院的职业生涯发展规划具有一定的参考价值。

　　由于时间有限,对一些问题的讨论还未来得及进行深入研究,本文只是对
医生的职业生涯的管理方面做一些粗浅的研究,限于本人经验浅薄知识水平有
限,对医生职业生涯管理过程中更进一步的深入研究的问题,有待进一步的探
讨,在今后的工作和学习中我将进一步的学习和深入研究。

(吴小明　许壮莹　蔡　晗)

第十五章　医务工作者职业倦怠的人力资源管理对策研究

——基于天津市三级甲等医院的实证分析

第一节　人力资源管理角度研究职业倦怠的必要性

一、人力资源是构成社会生产力的第一要素

如果从构成社会生产力的 3 个要素间的结构来看,人力资源常常被看作第一要素。人力资本的理论表明,人力资源是社会资源中最为关键的资源,人力资本源于劳动者一切价值的总和。在医疗领域,任何针对缓解医疗从业者职业倦怠的对策和措施首先需要医疗机构人力资源管理者来重视并予以实施[①]。现代人力资源管理理论均已进入行为科学阶段,多从社会学和心理学角度出发关注员工的各方面问题,因为唯有从员工的本质中寻找原因并提出对策方能切实提高员工士气、提高其工作效率[②]。

二、如何提高卫生事业的人力资源质量已成为全社会关注的议题

WHO 曾发表《世界卫生报告》,呼吁各成员国关注卫生人力资源的危机,改善其生存和工作状态。我国也曾发布《关于加强卫生人才队伍建设的意见》,其中强调,完善符合卫生事业人才发展规律的人才机制,造就一支服务优良、技术精湛和品德高尚的人才队伍是当务之急。故而,要想更好更快地发展我国的卫生事业,必须以人为本,切实提高医疗从业者的工作效率和医疗质量,首要一点

---

①杨辉,罗延清,郭素云等.心理契约理论与护理人力资源管理相关性探讨.护理研究, 2011,20(12):3108-3111.

②水发.管人攻心术.北京:中国商业出版社,2011. P85-96.

即必须从人力资源管理角度解决当前医务人员中普遍存在的职业倦怠问题,以提高其工作士气、调动起工作积极性。三级甲等医疗机构医务工作者作为社会医疗服务的主体和我国最为重要的卫生事业人力资源,其社会贡献巨大,因此能否解决其职业倦怠,意义非凡。

第二节 理论框架和研究方法

一、理论框架

(一)职业倦怠的概念界定

职业倦怠理论认为,与职业倦怠相近的概念有工作应激、抑郁等,为精确研究范围进行如下概念剖析。

1.职业倦怠与工作应激

工作应激是工作者因工作上的原因导致的应激,与职业倦怠存在关联,这二者间多存在差异:应激伴随存在生理和心理症状,维持时间短暂;职业倦怠一般多指崩溃阶段,强调结果。应激的范围较广,每个人均能因工作而感觉到应激,而唯在存在较高目标和期望的工作者才能体验到倦怠。倦怠与应激的差异还呈现于工作者的行为态度。倦怠包含存在工作者的负性行为态度的发展过程;应激伴随行为态度的变化。

2.职业倦怠与抑郁

倦怠与抑郁间于内容上多存在重叠,如疲劳、疏离和低效能感等,但这并不表明两者存在同一性质:倦怠与工作相关,存在情境指向;而抑郁呈现于生活各领域,无情境因素限制。抑郁是多种负性事件的结果,其可发生于家庭和工作各个领域。倦怠在人际间和工作情境间存在一定的传播性和感染性。

3.职业倦怠与工作压力

由于倦怠导致于长期的压力,即倦怠是压力的极端呈现形式,即倦怠和压力间存在重叠[①],可将倦怠描述三维度压力反应模式。然而,倦怠不是压力的代替,两者间存在明显区别,倦怠是长期而特殊的工作压力导致的结果:压力是

---

①黄宝园.工作压力对工作满足、职业倦怠影响之研究.统合分析取向.教育心理学报(台湾),2009,40(3):439–462.

工作要求与工作资源间的不一致而导致的即时反应，而倦怠是长期压力的结果，除了心理症状和生理症状之外，还伴存在消极的工作态度[①]。压力需要经历3个阶段，而倦怠则发生最终阶段。压力不一定导致倦怠，由于压力存在正反向两方面，适度压力可发挥潜能，并且利于解决问题。然而，若压力强度过高或者时间过长，则可使工作人员丧失正常的工作兴趣，引发倦怠。

4.职业倦怠与工作过劳

工作过劳与职业倦怠间既存在一定的联系又存在本质的区别。工作过劳指由于工时过长和强度过大诱发的工作人员肌肉疼痛、体力衰竭等不适症状，该超出工作者所能承受限度的过度疲劳即为工作过劳。虽然工作过劳与倦怠存在相似之处，但工作过劳强调身体不适，无精神和情感的枯竭，过劳的工作者虽疲劳，但其精神境界可以是美好的、存在成就感的。

(二)职业倦怠的相关理论

费登伯格提出职业倦怠的概念之后，职业倦怠诱发多方研究者广泛关注，其代表理论如下：

1.布瑞尔的理论

该理论从身体和心理的相互关系的角度探讨职业倦怠，该学者认为倦怠是在无精神病理的情况下，工作人员呈现出的倦怠症状，具存在两方面特征：一则是，在相同工作情境，工作人员以前曾经在该工作岗位具存在良好的绩效和较高的技术水平；二则是在无外在帮助下，该工作人员不能恢复到原来的心理状态和工作水准。

2.皮特斯的理论

该理论认为职业倦怠是耗竭工作者的心智，燃尽工作者的生理资源。该研究者认为倦怠的特征是沮丧、疲乏、冷漠和理想幻灭，其个人觉得已耗尽其所存在能适应工作的资源和能量。

3.奎内思的理论

该理论认为许多工作者对工作岗位和工作环境的期望值非常不现实，故导致个人幻想的破灭和精神的倦怠，即倦怠的原因是付出和所得的差异。该差异存在两类：一是工作者工作于存在过多刺激的工作情境，意即工作量过于巨大

---

①陈虹等.酒店员工工作倦怠与社会支持的关系及预防策略.漳州师范学院学报(自然科学版),2009, 66(4):176–180.

或者工作强度过于高难度;二是工作者面对过于乏味的工作情境,意即承担的工作强度过于缺乏挑战和刺激。

4.车尼思的理论

该理论认为倦怠是工作者对工作疲劳的相应反应,工作者的态度和行为会以负性的形式发展,即应激过程、疲劳过程、防御性反应过程等3个阶段。

5.艾特森的理论

该理论认为倦怠是缓慢和隐藏的历程,往往在倦怠开始出现时毫无预兆,倦怠可以在工作者完全无觉察的情况下进行性加重。

6.法卜的理论

该理论的研究者将倦怠看成是工作人员对实际付出和最终所得之间的差异的知觉,即倦怠受社会、组织和工作人员三方面因素影响。该观点强调,当外部条件不能提供存在益的支持时,工作者从倦怠状态中走出的可能性很小。

7.告德和汝斯的理论

两位研究者提出了对于职业倦怠的心理治疗模型,即将倦怠描述为需要和期待间矛盾的知觉呈现,即倦怠是幻想和自尊的破灭,并且该感觉进行性加重,最终导致严重倦怠。马斯拉奇和杰克逊的理论,这两位研究者将医疗情境中的职业倦怠描述为3个维度的职业心理综合征,即情感衰竭、低个人成就和人格解体。该三维描述法是目前于用于实证调查研究的普遍方法,而且已成为判断是否倦怠的重要标准和依据。

(二)人力资源管理角度解决医务人员的职业倦怠的理论依据

综合国内外各家论述,研究者认为,人力资源内在诸要素缺乏有效管理的问题、资源保存理论中的资源相互间供求和谐与否的问题、社会胜任理论中的个体对工作能否胜任的感知问题、匹配–不匹配中的诸因素以及工作的环境因素等,均是造成工作者倦怠的诱发因素。总而言之,这六种理论实际上是从人力资源管理的不同视角对工作倦怠的诱因进行了深入且立体全面地分析。

1.人力资源内在要素管理理论

人力资源的管理行为是为完成管理中涉及的人和人事所需掌握的概念和技术,其包括:工作内容和程序的分析、人力资源计划的制订、人员招聘工作的实施、求职应聘者的甄选、新进员工引导培训、绩效评价和薪酬管理、机构文化的培育等。人力资源管理可从两方面理解:一方面是人力资源的外在要素,即量的管理,就是根据具体情况的实际变化,对人力资源进行培训协调,使其经常保持有机结合和最佳比例,发挥人和物的最佳效应。另一方面是人力资源的内在要素,即质的管理,就是管理人的心理境界①。目前许多人力资源管理部门的工作着重于管理人力资源的外部要素,而却少有关心员工的心理境界。这是许多机构的员工工作倦怠产生和发展的主因,也即本调研力图从人力资源管理角度作为出发点和立足点的最主要的理论依据。

2.资源保存理论

资源保存理论是霍布福尔(Stevan E. Hobfoll)首次提出,其用以解释员工如何由于工作环境的需求与自身资源的供需间的调节失衡而产生心理压力的理论。该理论认为员工总会努力获得并保持其认为最有价值的各种资源,即工作的控制权和决定权以及自主性、工作的物质和精神报酬、自我价值和效能等。该理论认为,当员工工作时候时常经历资源失去却不能得到补给时,就可能发生工作倦怠。研究者可以将变量分为资源和需求两类,在资源保存理论中,需求是影响价值资源得失的因素,资源是员工希望获取的物质或精神补充②。需求因素是主因;资源因素则可以支持员工减缓职业倦怠中情绪耗竭和人格解体的发展,同时其也可减缓低成就降低的加重③。

3.社会胜任模式

美国学者哈里森(Harrison)指出,员工的工作倦怠与其对胜任工作能力的自身感知相关④,这种胜任工作的能力是指员工与环境互动进而影响环境的能力。当员工认为其所做之事具有价值,而且可以改善工作对象的处境之时,其即能对工作产生积极向上的情感。故而,工作倦怠不是工作的唯一必然的结果,其与员工个人的感知觉有关。若其能感知因自己的工作,使服务目标对象的问题改善,则胜任感提高;反之,若不能达到预期目标,则产生倦怠感,因此降低工作动机。

4.匹配-不匹配理论

美国学者克里斯蒂娜·马斯拉奇(Christina Maslach)和加拿大学者迈克尔·

①王林雪.人力资源管理概论.西安:西安交通大学出版社,2011. P28-40.

②Payne SC, Youngcourt SS, Beaubien JM.A meta-analytic examination of the goal orientation nomological net.J Appl Psychol, 2007, 92(1):128-150.

③徐长江,时勘等.工作倦怠:一个不断扩展的研究领域.心理科学进展,2003,11(6):680-685.

④Hairison WD.Role strain and burnout in child-protective service workers. Soc Serv Rev, 1980,54(1):31-44.

P·雷特尔(Michael P. Leiter)的研究①指出,员工发生倦怠并不是因为工作和个人单方面原因,而是两者间匹配抑或不匹配的程度所决定的,两者间的差距越大则倦怠越容易发生。经研究,马斯拉奇教授撰文指出,个人和机构在价值观、公平性、控制权、工作量、工作时间、工作报酬等方面的匹配程度是工作倦怠发生与否以及倦怠程度的主要决定因素,及引起倦怠的源头压力。工作量上的匹配不佳表现为明显缺乏某方面爱好和技能的员工却恰恰从事该工作,或者工作量远远超过员工能自如应对的幅度。工作控制匹配不佳体现在员工对从事好本职工作需要的自身资源缺乏控制,或者该员工对执行自己认为能高效完成自身工作的适当方式没有权威,这样就会导致的无效能感。报酬的匹配不佳包含物质形式报酬的匹配不佳和精神报酬的匹配不佳,这种匹配不佳与员工的无效能感联系密切②。机构的匹配不佳表现为组织成员间缺乏共同价值,而且常会造成机构团体中的人际冲突,并进一步减少了员工获得机构内外部支持的可能。工作场所的匹配不佳表现在员工的工作负荷和工作报酬以及员工的奖励和提拔等方面的不公正和不合理。员工的工作与其个人价值观的匹配不佳可以导致两者价值观的冲突③。克里斯蒂娜·马斯拉奇认为,在这些方面之中,价值观是关键,其能反映员工个人价值取向的异同,往往也是产生职业倦怠的最深层次的原因和推动力,同时良好的价值观又能够显著抵抗职业倦怠的侵袭④,即匹配-不匹配理论强调的是根据员工各方面的个体因素与其从事工作之间的相互匹配。

5.生态理论

美国学者 H. Carson 提出了关于心理生态理论,该理论强调工作者和外部环境间的关系是动态的。在此基础之上,研究者开始利用环境生态理论解释倦

①[美]克里斯蒂娜·马斯拉奇(Christina Maslach),[加]迈克尔·P·雷特尔(Michael P.Leiter)著.过劳的真相:击败企业过劳.逸文.北京:中国财政经济出版社,2004. P61-80.

②赵菲,邓雪萍,陈晶.护理人员工作倦怠现状及其与完美主义的关系.护理学杂志(综合版),2008, 23(23):55-57.

③Maslach C, Schaufeli WB, Leiter MP.Job burnout .Annu Rev Psychol,2001,52:397-422.

Leiter MP, Maslach C.Burnout and quality in a sped-up world .The Journal for Quality and Participation, 2001,2001,24(2): 48-51.

Morre JE.One road to turnover: An examination of work exhaustion in technology professions MIS Quarterly,2000, 24(1):141-175.

④王婷,高博,刘君等.科学技术人员核心自我评价与工作倦怠、工作投入的结构方程分析.应用心理学,2009,15(2):148-154.

怠成因,其认为倦怠是生态失常现象。这一生态理论说明倦怠实际上是员工身心健康、工作目标、工作需求、自身价值观等变量与外部社会和工作环境等变量相互影响和相互作用的结果。该理论认为其中任一因素都不太可能单独造成倦怠,故而应从立体的角度使用整合的方式来探究倦怠成因。

6.心理契约

心理契约即"个人将有所奉献与组织欲望有所获取之间,以及组织将针对个人期望收获而有所提供的一种配合"。[①]心理契约虽不是有形契约,但其如同有形契约一般发挥影响。心理契约可以理解为,组织的成长和员工自身的满足虽然不通过明文契约载入档案,但员工与组织能找到约定中自己关注的焦点,即如纸质契约一般规范。这一则是因为心理契约是一种心照不宣或者约定俗成的规则,二则因为心理契约总在动态变化之中。心理契约的内容包含:安全感、归属感和价值认同感;优良的工作环境;同职业取向吻合的任务内容;合理的物质和精神报酬;平等的培训和发展机会;存在激励性的晋升程序。心理契约的关键主体是组织内每个员工的工作心态,组织的人力资源管理者同时也是心理契约的管理者,这一管理的关键就是通过人力资源的合理配置和管理制度实现工作者对组织的归属感。

二、研究思路和技术路线

(一)研究思路

本文的研究思路共分为如下 6 个步骤:

1.从调研的背景出发,探讨职业倦怠的国内外背景,进而分别从现实意义和理论意义分析解决职业倦怠的重要性,提出需要本研究要解决的科学问题。

2.通过对国内外文献的查阅和检索,对职业倦怠进行概念剖析和理论分析,然后对职业倦怠的研究进展做一综述。

3.从职业倦怠量表(MBI)切入,探究 MBI 的理论基础,从而为接下来的研究打下理论基础,确定进一步调研的具体手段和调研步骤。

4.以天津市属三级甲等医疗机构的医护工作者为研究对象,通过筛选和排除确定具体研究范围(设定为多点调研、人数约 500~600 人),通过问卷调研,依据职业倦怠量表分析医疗从业人员职业倦怠的原因。

---

①[美]施恩(Edgar H.Schein). 仇海清. 职业的有效管理. 北京:生活、读书、新知三联书店,1992. P90—105.

5. 立足调研和人力资源管理相关理论和天津市三级甲等医疗机构的现实条件,提出系统的防治职业倦怠的对策。

6.整理资料,撰写论著。

(二)技术路线

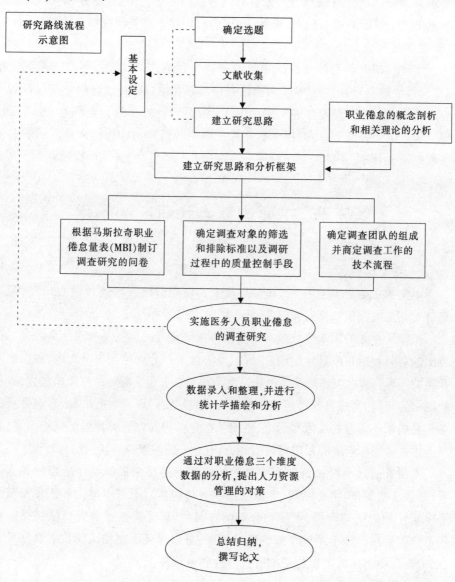

(三)研究方法

1.文献研究方法

本文撰写在初期阶段查阅大量文献,广泛地搜集关于职业倦怠的国内外研究动态,剖析职业倦怠的概念、分析职业倦怠的理论,并且在这些相关研究成果的基础之上进行总结和归纳,进而进行创新,构建本调查研究的理论基础。

2.实证研究方法

实证性研究作为社会科学领域的一种研究范式,其起源可以追溯到孔德《实验哲学教程》的出版。本次调查研究针对职业倦怠的特点选用马斯拉奇和杰克逊的 Maslach 职业倦怠的问卷(MBI)为依据设计恰当的调查问卷,通过筛选确定调查范围和调查方向,探知天津市三级甲等医疗机构医疗从业者的职业倦怠程度及其分布,并对调查材料进一步整理和分析,探究其深层次脉络。

第三节 主要创新点和研究的不足

一、主要创新点

本文的主要创新点有二,其一是从人力资源管理视角进行调查研究,第二是针对某地医疗机构进行实证调查研究。

医疗从业者的职业倦怠越来越受各方面研究者的重视,然而许多研究工作提出的对策和措施都是从组织、个人以及心理学作为立足点和出发点,较少有涉及医院人事管理的工作职责。而从组织学和心理学角度提出的对策措施,其本身缺乏实施部门,实施可行性较差。本调查研究从实际调查数据出发,客观分析医务人员的职业倦怠的成因和后果,进而从医疗机构人力资源管理诸模块出发,系统论述人力资源管理的相应对策措施,具有良好的前瞻性和较强的可行性。

本研究通过马斯拉奇和杰克逊的职业倦怠问卷为依据设计恰当的调查问卷(包含 3 个维度:情感衰竭、低成就感和人格解体),通过本单位和天津市三级甲等医疗机构密切合作,发放和收集调查问卷,从受调查者的人口学特征分析倦怠前因后果。经过系统全面的实证调研,可以保证研究结论的代表性和准确性,依据此提出的对策措施更加有针对性和可行性。

二、研究的不足

本研究在研究范围和研究方法上存在一定不足,本次调查只选取一个城市中市属三级甲等医院的医护工作者作为研究对象,其研究结果有一定地域和医院规模的局限性,可能会导致数据不够全面、代表性充分。本研究没有进行与重度职业倦怠的受试者面对面的访谈以及进一步测定心理访谈治疗职业倦怠效果的深入研究。

第四节 医务人员职业倦怠的现状分析

一、医务工作者职业倦怠的现状

医务工作者中普遍存于倦怠现象[①]。随着民众生活水平的提高,其对医疗的要求亦不断提高,恰逢医疗体制逐步改革的环境,故医患矛盾十分突出,给医务人员造成巨大的压力[②]。世界卫生组织(WHO)的调研发现,高达32%的医疗从业人员有心理压抑,可见医疗从业人员的倦怠的程度严峻[③],人力资源管理者应该予以高度重视。

从社会环境来看,我国的医疗改革目前并无很好的效果,看病贵和看病难依旧是政府和民众的关注重点。医疗从业者要承担医疗改革的压力和承受民众的抱怨,普遍感到压力难以承受。此外,多数媒体对医疗行业的宣传也片面地关注负面新闻,不恰当地加重民众对医疗工作者的误解,伤医乃至杀医的恶性事件层出不穷、屡禁不止,仅2012年一年针对医疗从业者的血腥暴力事件即达37件之多,令全国的医务工作者对执业环境十分悲观,进而诱发其发生职业倦怠的症状。

从单位环境来看, 三级甲等医疗机构的医疗从业人员是工作于医疗一线,目前三级甲等医疗机构的门诊量、住院人数快速攀升,医务人员在应对医疗工

---

①王惠,张宁. 精神科医生职业倦怠及相关因素分析. 中国临床心理学杂志,2009,17(1):112-114;黄云,马辉,张宁等. 社区医生职业倦怠及其应对方式的相关研究. 中华行为医学与脑科学杂志,2011,20(4):348-350. 刘冠军,麦力克扎提·艾合买提,刘继文等. 三级甲等医疗机构临床医生主观幸福感与职业紧张的关系研究.新疆医学,2012,42(5):130-134.

②姚侃,朱伟. 职业紧张对企业医疗机构医务人员的影响. 医学与哲学(人文社会医学版),2009,30(3):34-36.

③史广玲,刘夕珍,朱玲等. ICU护士职业紧张现状及影响因素调查.中华护理杂志,2012,47(6):537-539.

作的同时还要努力控制患者医保的费用。此外,三级甲等医疗机构往往同时兼做医学院校的教学机构,医务工作者工作之余需要承担临床教学任务和科研工作。在诸多压力之下,医务工作者非常容易发生比较严重的职业倦怠表现。

二、医务工作者职业倦怠的起因

医务工作者的执业领域性质特殊,必须认识到医务工作的不同寻常之处才能选用恰当的调研模式和步骤,即有的放矢才能直击要点。

医疗工作的对象是健康有缺陷的患者,医务人员的工作关乎人命和健康,由于病情的复杂和医学科学的局限,医疗的结果往往不确定,故医疗执业过程有很高的风险[1]。医疗从业者的工作强度大、工作量超限,其精神压力一般人难以想象,需要极大情感和心力付出[2]。

医疗从业者的工作时间非常不稳定,时常需要熬夜加班,不但身体极其容易疲劳,而且容易造成其工作和家庭的冲突[3]。医疗从业者的教育水平往往较高,而且医学是一个需要终生学习的职业,即需要很多的培训和学习以适应医学进步。故而,医疗从业者多半会呈现很强的求胜心理,荣誉感强烈。医疗从业者多希望拥有自主独立的工作方式,不喜欢事事受制于外部干预,而且该自主要求随其资历和经验的增长而增长。

第五节　实证调研的内容与步骤

一、调查内容

主要调研包括:医务工作者的职业倦怠程度、医务工作者职业倦怠的影响因素、医务工作者职业倦怠因素的诱发因素、人力资源管理角度防治职业倦怠的对策措施。

医务工作者的职业倦怠程度:职业倦怠的 MBI 量表测量的 3 个维度,即情

---

①刘晖,单永乐,邵华等.职业紧张对职业人群健康的影响及其干预.山东医药,2010, 50(15):112–113.

②高炜.职业紧张与冠心病的相关性研究现状.北京大学学报:医学版,2007, 39(6):559–561.

③苏建萍,韩晓梅,马龙等.乌鲁木齐市三级甲等医疗机构外科护士职业紧张与工作倦怠调查.中华护理教育,2012, 9(6):268–270.

感耗竭、去人格化、低成就感。

医务工作者职业倦怠的影响因素:分析医务工作者各变量(年龄层次、性别属类、婚姻状态、学历层次、职称层次、年资层次、收入水平、工作性质、工作岗位、工作科室、工作地点)对其倦怠程度的影响。

人力资源管理角度防治职业倦怠的对策措施:探讨减轻医疗从业者倦怠的对策措施,为广大医疗机构的决策切实提供有力依据。

二、调研步骤

研究步骤共分设计问卷、量表和发放问卷、回收问卷等阶段。

(一)倦怠量表的设计

马斯拉奇和杰克逊的 Maslach 职业倦怠的问卷(MBI)为依据设计恰当的调查问卷,包括 3 个维度,即情感衰竭、低成就感和人格解体,从受调查者的人口学特征分析其倦怠程度和成因的不同。

(二)问卷调查的实施

通过本单位和天津市三级甲等医疗机构密切合作,发放和收集调查问卷的工作由该机构人事和信息等职能部门的专门指派人员组成的团队进行,调查过程严格执行质量控制原则。

调查工作的技术流程共分四步,选用恰当职业倦怠量表;集合调研团队所有调查人员座谈,明确入选和排除的标准,制订调查量表发放和收集的程序,申明调查研究过程中的质量控制措施;实施调查问卷的发放和收集工作,以科室为单位,集中空闲时间,统一发放和收集;调查问卷由调查员核对和整理,全部问卷整理后交由本人进行进一步统计和分析,即建立数据库并应用 SPSS 统计软件 17.0 对数据进行分析。

(三)调查研究中的质量控制

调查程序的质量控制:充分研究类似的调查研究设计,密切结合本市三级甲等医院的实际情况,合理安排调查团队的组成和调查对象的筛选和排除标准,而且在正式调查开始之前进行一定数量的预调查,以发现调查方案中的不足之处并及时调整完善之。

调查员的质量控制:本次研究调查的参与人员是参加调查的医疗机构的人事科或者医务科的行政管理人员,熟知本单位人员的情况,可以有效避免虚假信息混入调查数据之中。

调查实施阶段的质量控制:在调研进行的阶段,应该尽量统一问卷发放的时间,而且在发放和填写之前应由调查人员细致解释调研的目的、意义和注意事项,使可能存在的填写误差降低到最低水平。

第六节 实证调研的研究对象和样本情况

一、调查对象的筛选和排除标准

研究对象筛选标准标准遵循以下 9 个原则:

天津市三级甲等医院的医务人员;年龄 18~65 岁、性别不拘;婚姻状态,包括未婚、已婚和离异;学历层次(最终学历),包括大专、本科、硕士、博士、博士后;职称层次(调查问卷发放时为准),包括初级职称、中级职称、高级职称;工作性质,包括在编员工和人事代理的员工;收入水平,包括月收入 2000 元至 20 000 元间的医疗从业人员;工作岗位,包括医生、护士和医技 3 个工作岗位;工作科室,包括内科、外科、门急诊、手术室或医技科室。

研究对象排除标准遵循以下 8 个准则:婚姻状态,排除丧偶状态;家庭状况,排除一年内有重大家庭事故(如直系亲属故去或者自身法律纠纷者);工作状态,排除一年内有医疗意外或者医疗事故者;健康状况,排除身患心肺肝肾等重大疾病以及精神疾患者;职称层次(调查问卷发放时为准),排除低于初级职称或者无任何职称者;工作性质,排除未正式工作的实习人员、规范化培训人员以及进修人员;收入水平,排除月收入低于 2000 元和高于 20 000 元的医疗从业人员;工作经历,排除长时间在国外学习或工作,回国不满一年者。

二、样本情况

根据以上标准最终发放 600 份问卷,收回有效问卷 464 份,回收率为77%(具体情况见表 15-1)。

资料整理阶段的质量控制方面在收集调查问卷之后进行数据输入之前,应将每份问卷编号,如果发现调查问卷填写不完全完整,则立即当作无效问卷予以剔除。在数据输入与统计分析阶段将收集到的问卷使用 Excel 软件建库,使用双遍平行法进行数据录入,以消除系统误差,进而应用统计学软件SPSS17.0 对数据进行统计学描述,并进一步比较分析天津市医务工作者职业倦怠情况和影响因素。

样本的基本描述统计信息如下:

表 15-1　样本的基本描述统计信息

类别	描述
年龄层次	平均年龄 38.16±8.68 岁
性别属类	男性 203 人；女性 261 人
婚姻状态	未婚 99 人；已婚 330 人；离异 35 人
学历层次	大专及以下 23 人；本科 101 人；硕士研究生 203 人；博士研究生 137 人
职称层次	初级职称 122 人；中级职称 196 人；副高级职称 84 人；高级职称 52 人
年资层次	平均年资 13.92±9.53 年
收入水平	2000 元至 3000 元者 9 人；3000 元至 5000 元者 89 人；5000 元至 10 000 元者 285 人；10 000 元至 20 000 元者 81 人(月收入)
工作性质	在编员工 341 人；人事代理 123 人
工作岗位	医生 301 人；护士 101 人；医技 62 人
工作科室	内科 112 人；外科 126 人；门急诊 87 人；手术室或医技科室 139 人
工作地点	出生地与工作城市是同一城市者 353 人；出生地与工作城市不是同一城市者 111 人

第七节　天津市医务工作者职业倦怠的
总体情况和分析

一、天津市医务工作者职业倦怠的总体情况

本调查研究数据显示,在 464 名参与调查的医疗机构从业者中,存在165 名受试者情感衰竭的平均分超过 3 分(满分 6 分),阳性率 35.56%。183 名医疗机构从业者个人成就感的平均分低于 3 分(满分 6 分),阳性率 39.44%。166 名医疗机构从业者人格解体的平均分大于 3 分(满分 6 分),阳性率35.78%。据此数据可以清楚探知,情感衰竭、人格解体和低成就感降低均是职业倦怠的表现维度(表 15-2)。

表 15-2　被试者 MBI 的得分(M±SD,n=464)

维度	得分	因子均分
情感衰竭	13.52±7.43	3.14±0.91
低成就感	17.97±6.45	3.26±0.62
人格解体	12.36±5.62	3.01±0.83

二、天津市医务工作者职业倦怠的总体情况分析

从上表可以看出，情感衰竭的得分为 13.52±7.43，低成就感的得分为 17.97±6.45，人格解体的得分为 12.36±5.62，这说明存在着职业倦怠情况。

第八节 影响医疗机构从业者职业倦怠的背景因素分析

从根据问卷调查数据可见，影响医疗机构从业者职业倦怠的主要背景因素是医务工作者各个人口学方面的变量（如年龄层次、性别属类、婚姻状态、学历层次、职称层次、年资层次、收入水平、工作性质、工作岗位、工作科室、工作地点），故而从职业倦怠的总分和 3 个维度为切入点，对影响医疗机构从业者倦怠得分的诸多因素进行逐一分析。

一、年龄对医疗机构从业者职业倦怠的影响

为了考察不同年龄阶段的医疗机构从业者职业倦怠的严重程度，将受试人员分为 4 个年龄层次，即 30 岁以下、31~40 岁、41~50 岁和 51 岁以上。使用统计软件 SPSS17.0 对调查数据进行单因素方差分析，可见随年龄增长，医务人员的情感衰竭逐步增强，在 41~50 岁的年龄段程度最为严重，而在 51 岁之后开始降低，其差异有统计学意义。此外，低成就感在年轻医疗从业者中比较多见，在 41 岁以后受试者的个人成就感明显提高，即年龄愈长成就感愈强，其差异具统计学意义。人格解体随医务人员年龄的增长而逐渐增强，在 41~50 岁的年龄段达到顶峰，在 51 岁以后徒然降低，其差异有统计学意义（表 15–3）。

表 15–3 不同年龄阶段医疗机构从业者的职业倦怠状况（M±SD）

维度	30 岁及以下 (n=105)	31~40 岁 (n=198)	41~50 岁 (n=121)	51 岁及以上 (n=40)	F	sig
情感衰竭	9.73±7.28	12.85±6.81	14.93±8.38	10.78±7.43	8.14	0.007
低成就感	15.82±6.04	17.43±6.35	19.55±6.26	21.35±7.24	10.99	0.002
人格解体	9.68±5.48	10.87±5.41	12.48±5.76	9.03±6.74	6.88	0.043

二、性别对医疗机构从业者职业倦怠的影响

根据问卷调查数据可见，男性医疗机构从业者的整体职业倦怠水平明显高于女性医疗机构从业者，并且情感衰竭、低成就感和人格解体 3 个维度的指标

均高于女性医疗机构从业者(表 15-4)。

表 15-4　不同性别医疗机构从业者的职业倦怠的状况(M±SD)

维度	男(n=203)	女(n=261)	T	sig
情感衰竭	14.62±7.28	11.23±7.05	0.36	0.009
低成就感	17.02±3.33	18.55±5.12	4.51	0.041
人格解体	14.74±5.76	9.71±5.25	1.07	0.025

三、婚姻对医疗机构从业者职业倦怠的影响

为了考察不同婚姻状况的医疗机构从业者职业倦怠的严重程度,将受试人员分为 3 种婚姻状态,即未婚、已婚和离异三类(丧偶者排除出受试人员)。使用统计软件 SPSS17.0 对调查数据进行单因素方差分析, 可见不同婚姻状况医疗机构从业者在情感衰竭、低成就感和人格解体 3 个维度均有明显差异。即已婚的医务人员的情感衰竭和人格解体的分数显著高于未婚和离异的医疗从业者,而其个人成就的分数则明显比未婚和离异的受试人员高。

表 15-5　不同婚姻状况医疗机构从业者职业倦怠情况(M±SD,n=600)

维度	未婚(n=99)	已婚(n=330)	离异(n=35)	F	sig
情感衰竭	10.71±7.85	13.65±7.02	11.91±9.46	0.29	0.754
低成就感	18.56±6.15	16.22±6.43	22.02±6.75	2.67	0.081
人格解体	10.01±5.28	12.53±5.7	10.98±5.48	0.46	0.633

四、学历对医疗机构从业者职业倦怠的影响

为了考察不同婚姻状况的医疗机构从业者职业倦怠的严重程度,将受试人员分为 4 个学历层次,即大专及以下、本科、硕士、博士及以上。使用统计软件 SPSS17.0 对调查数据进行单因素方差分析,可见学历层次对医疗机构从业者的职业倦怠 3 个维度均有影响,其中大专及以下的医务人员和博士以及以上学历者的职业倦怠程度明显高于本科和硕士组,尤以情感衰竭和人格解体两个维度为重。有意思的是,大专及以下的医务人员和博士以及以上学历者的个人成就感也低于另外两组受试人员。

表 15-6　不同学历层次医疗机构从业者职业倦怠情况(M±SD)

维度	大专及以下 (n=23)	本科(n=101)	硕士(n=203)	博士及以上 (n=137)	F	sig
情感衰竭	14.04±8.08	12.12±7.93	10.73±7.32	13.45±7.01	12.91	0.039
低成就感	11.68±5.61	17.98±5.83	18.21±6.67	16.89±6.69	18.99	0.022
人格解体	11.47±6.93	9.69±5.42	10.07±5.22	12.99±5.65	10.74	0.008

五、职称对医疗机构从业者职业倦怠的影响

为了考察不同职称者的医疗机构从业者职业倦怠的严重程度,将受试人员分为 4 个职称层次,即初级职称、中级职称、副高级职称和正高级职称四组。使用统计软件 SPSS17.0 对调查数据进行单因素方差分析,可见副高级职称的医疗从业人员情感衰竭程度最为严重,中级职称的受试人员的情感衰竭程度也较重,而初级职称和高级职称者的情感衰竭程度明显较轻。同样,副高级职称和中级职称在人格解体的维度比另外两个职称层次的受试者较严重,但无统计学意义。此外,个人成就感明显随受试者职称的提高而增强。

表 15-7　不同职称医疗机构从业者职业倦怠情况(M±SD)

维度	初级职称 (n=122)	中级职称 (n=196)	副高级职称 (n=84)	正高级职称 (n=52)	F	sig
情感衰竭	10.61±6.95	14.51±7.45	16.28±7.42	9.96±8.35	14.84	0.013
低成就感	17.04±6.32	17.51±6.2	16.02±6.36	20.19±6.66	9.52	0.001
人格解体	9.96±5.41	12.75±5.58	14.08±5.56	10.86±5.46	22.01	0.069

六、年资对医疗机构从业者职业倦怠的影响

为了考察不同年资者的医疗机构从业者职业倦怠的严重程度,将受试人员分为 4 个年资层次,即 10 年及以下、11~20 年、21~30 年和 31 年及以上。使用统计软件 SPSS17.0 对调查数据进行单因素方差分析,经由统计数据分析可见,随着医务人员工作年限的增长,其情感衰竭和人格解体两个维度的职业倦怠表现越来越严重,其差异有统计学意义;其个人成就感随受试者工作年限的增长亦增强,工作年资越高则其成就感越强,其差异有统计学意义。研究者还发现,30 年和 31 年及以上的受试者的情感衰竭和人格解体两个维度的得分显著降低,其差异亦具有统计学意义。

表 15-8　不同年资的医疗机构从业者职业倦怠情况(M±SD)

维度	10 年及以下 (n=170)	11~20 年 (n=118)	21~30 年 (n=31)	31 年及以上 (n=18)	F	Sig
情感衰竭	10.56±7.11	12.42±7.63	14.65±7.39	10.72±8.15	11.57	0.042
低成就感	17.07±6.14	19.63±6.67	18.11±6.16	20.06±7.13	20.81	0.016
人格解体	10.33±5.67	9.97±5.13	11.21±6.05	8.22±7.27	14.83	0.012

七、收入层次对医疗机构从业者职业倦怠的影响

为了考察不同收入层次者的医疗机构从业者职业倦怠的严重程度,将受试

人员分为 4 个收入层次，即 2000~3000 元者、3000~5000 元者、5000~10 000 元者、10 000~20 000 元者。使用统计软件 SPSS17.0 对调查数据进行单因素方差分析，经由统计数据分析可见，随着医务人员收入的增长，其情感衰竭和人格解体两个维度的职业倦怠表现越来越轻微，其差异有统计学意义；其个人成就感随受试者收入的增长增强，工作收入越高则其成就感越强，其差异有统计学意义。

表 15-9　不同收入层次医疗机构从业者职业倦怠情况（M±SD）

维度	2000~3000 元 (n=9)	3000~5000 元 (n=89)	5000~10 000 元 (n=285)	10 000~20 000 元 (n=81)	F	sig
情感衰竭	15.56±8.11	14.72±7.63	12.65±7.75	10.72±8.15	11.07	0.010
低成就感	12.07±6.14	18.53±6.67	19.97±6.66	20.26±7.13	22.49	0.026
人格解体	14.33±5.67	13.97±5.13	11.97±6.05	9.22±7.67	10.03	0.002

八、工作性质对医疗机构从业者职业倦怠的影响

为了考察不同工作性质者的医疗机构从业者职业倦怠的严重程度，将受试人员分为 2 个工作性质组别，即在编员工和人事代理。使用统计软件SPSS17.0 对调查数据进行统计学分析，经由统计数据分析可见，在编员工较之人事代理性质的医务人员，其情感衰竭和人格解体两个维度的职业倦怠表现较轻微，但其差异无统计学意义。此外，在编员工的个人成就感比人事代理的工作人员明显较强，其差异有统计学意义。

表 15-10　不同工作性质医疗机构从业者的职业倦怠的状况（M±SD）

维度	在编员工(n=341)	人事代理(n=123)	t	sig
情感衰竭	12.99±7.73	14.73±7.10	0.35	0.023
低成就感	19.26±6.22	12.85±6.36	4.61	0.038
人格解体	11.84±5.66	13.71±5.55	1.17	0.005

九、工作岗位对医疗机构从业者职业倦怠的影响

为了考察不同工作岗位者的医疗机构从业者职业倦怠的严重程度，将受试人员分为两个工作岗位组别，即临床医生、护士和医技人员。使用统计软件 SPSS17.0 对调查数据进行单因素方差分析，经由统计数据分析可见，医技人员较之医生的情感衰竭和人格解体两个维度的职业倦怠表现较轻，护士较之临床医生的情感衰竭和人格解体两个维度程度亦较轻，但其差异均有统计学意义。此外，临床医生和医技工作者的个人成就感比从事护理工作的工作人员个人成

就感较强,但差异无统计学意义。

表 15-11　不同工作岗位医疗机构从业者职业倦怠情况(M±SD,n=600)

维度	医生(n=301)	护士(n=101)	医技(n=62)	F	sig
情感衰竭	15.75±7.85	13.67±7.32	12.20±9.09	10.09	0.009
低成就感	19.09±6.85	12.01±6.43	14.19±8.75	21.27	0.015
人格解体	9.93±5.28	10.23±5.7	8.11±5.48	10.46	0.084

十、工作科室对医疗机构从业者职业倦怠的影响

为了考察不同工作科室者的医疗机构从业者职业倦怠的严重程度,将受试人员分为 4 个工作科室组别,即内科、外科、门急诊、手术室或医技科室。使用统计软件 SPSS17.0 对调查数据进行单因素方差分析,经由统计数据分析可见,门急诊的医疗从业者的情感衰竭、人格解体和低成就感全部 3 个维度的职业倦怠表现最为严重,其差异有显著的统计学意义。在其余 3 个部门的医务工作者中,内科的情感衰竭、人格解体和低成就感比外科程度轻,而手术室或医技科室的职业倦怠的 3 个维度的表现程度最轻微,其差异具有统计学意义。

表 15-12　不同工作科室医疗机构从业者职业倦怠情况(M±SD)

维度	内科 (n=112)	外科 (n=126)	门急诊 (n=87)	手术室或医技科室 (n=139)	F	sig
情感衰竭	13.66±7.11	15.02±7.63	17.91±9.95	12.01±6.15	12.77	0.019
低成就感	17.07±6.14	16.73±6.67	15.07±8.16	19.96±7.13	21.89	0.036
人格解体	12.33±6.67	13.97±5.13	15.97±6.05	12.02±4.27	9.03	0.012

十一、工作地点对医疗机构从业者职业倦怠的影响

为了考察不同工作地点的医疗机构从业者职业倦怠的严重程度,将受试人员分为两个工作地点组别,即出生地与工作城市是同一城市者 353 人;出生地与工作城市不是同一城市者 111 人。使用统计软件 SPSS17.0 对调查数据进行单因素方差分析,经由统计学数据分析可见,出生地与工作城市不是同一城市者的情感衰竭、人格解体和低成就感全部 3 个维度的职业倦怠表现均比出生地与工作城市是同一城市者为严重,但其差异无统计学意义。

表 15-13　不同工作地点医疗机构从业者的职业倦怠的状况(M±SD)

维度	出生地与工作地同城 (n=353)	出生地与工作地不同城 (n=111)	t	sig
情感衰竭	14.52±9.91	16.03±10.92	0.35	0.093
低成就感	18.26±11.52	16.55±10.89	4.61	0.051
人格解体	13.99±9.96	14.53±9.79	1.17	0.225

第九节 职业倦怠的研究结论

一、医务工作者职业倦怠的一般特点

本调研的统计学数据显示,在 464 名参与调查的医疗机构从业者中,情感衰竭的检出率为 35.56%、低成就感的检出率为 39.44%、人格解体的检出率为 35.78%。从调研结果的总体而言,天津市三级甲等医疗机构的医疗从业人员经过职业倦怠量表的调查后显示,其情感衰竭和人格解体两个维度的情况较为严重,而低成就感的问题相对并不是很严重。

根据研究职业倦怠的传统理论,倦怠其中一个维度的程度加重可诱发或者加速另外维度的发生和发展。情感衰竭往往使最早发生的职业倦怠表现,严重的情感衰竭可以进一步诱发工作者消极工作并且导致工作效率显著降低。如果情感衰竭发展到严重地步,常常会加速工作者人格解体的程度,从而使得该工作者的职业倦怠逐步加剧。此外,本研究还表明,天津市三级甲等医疗机构的医疗从业人员职业倦怠的低成就感的维度并不是很严重,这一现象可能与天津市三级甲等医院工作人员的个人素质比较出色,工作能力较强,工作成效目前较为成功有关。总而言之,本次调研的数据明确显示,天津市三级甲等医疗机构的医务工作者的职业倦怠程度目前已经达到比较严重的阶段,虽然近期还处于可控的范围之内,然而已经到了必须采取相应措施阻止倦怠程度进一步加重的关键时刻。

二、医务工作者职业倦怠的影响因素分析

年龄对医务工作者职业倦怠的影响:年龄往往使影响工作者职业倦怠的最为重要的因素。本次调研的结果显示,随受试者年龄的增长,医务人员的情感衰竭的程度会逐步增强,在 41~50 岁的年龄段程度最为严重,而在 51 岁之后开始降低。而低成就感在年轻医疗从业者中比较多见,在 41 岁以后受试者的个人成就感明显提高,即年龄越长成就感越强。人格解体随医务人员年龄的增长而逐渐增强,在 41 岁至 50 岁的年龄段达到顶峰,在 51 岁以后陡然降低。目前天津市三级甲等医疗机构的医务工作者群体多数为硕士研究生和博士研究生,进入医院工作的时候往往已经在 28 岁至 30 岁左右,然后其中绝大部分人还需要经过 3 年左右的住院医师规范化培养从能正常进入本科室进行工作。因此于30

岁以前的医疗从业者虽然缺乏成就感,但其正处于一生职业生涯的开创时期,在走上医疗工作岗位之初,工作环境具有新鲜感,其自身工作热情高涨,故而情感衰竭和人格解体较少出现,即便出现其程度也比较弱,即年轻医务工作者因为家庭和工作的负担均较为轻松,加之心态良好,故而职业倦怠较轻。31岁至40岁的医务工作者多半已经成功晋升为主治医师,同时成为所在科室的业务骨干,工作量和工作压力急剧增加,同时家庭的负担也许额外加入总负担之中。此外,这时候的医务工作者作为三级甲等医疗机构的医务工作者,在科研和教学方面也有诸多任务。例如,申请科研基金和发表科研论文的年度指标和规定数目的带教时间等。因此,这一年龄段的医务工作者几乎受到来自家庭生活、临床工作、科研任务、带教学习等各个方面的多重压力,极其容易导致工作者发生情感衰竭和人格解体,同时多半也会出现低成就感的现象。41岁至50岁的医疗从业者比前一年龄阶段的受试者的职业倦怠程度进一步加重。该年龄段的医务工作者多半已经晋升为副高级的技术职称,其主要的心理压力是科研任务和进一步晋升的严峻局面。正高级技术职称的晋升名额十分有限,每年的竞争者均要经过非常激烈的角逐,每一场角逐都是对参与者精力的透支。此外,该年龄段的受试者往往还会参加晋升硕士导师和博士生导师的竞争和各等级科研基金立项的竞争,多重的压力使该年龄段的医务人员精疲力竭,其情感衰竭和人格解体非常严重。51岁以上的医务工作者多半已达到正高级的技术职称,各方面均已达事业的最高峰,故而其个人的成就感往往在各年龄段中最高。此外,这时候的医疗从业者往往已经作为顾问医生,不再亲自参与日常的临床工作,而仅仅作为顾问专家进行技术指导,其临床工作量明显减少,其医患接触频率明显降低, 所以这一组别的受试者的情感衰竭人格解体均存明显缓解。

性别对医务工作者职业倦怠的影响:根据问卷调查数据可见,男性医疗机构从业者的整体职业倦怠水平明显高于女性医疗机构从业者,并且情感衰竭、低成就感和人格解体3个维度的指标均高于女性医疗机构从业者。究其深层原因,这种现象可能受传统文化的影响,男性工作者往往会承担更重的负担,而且男性对于事业取得成功的期望多高于女性工作者,对工作投入的热情、精力和时间往往也较多,如此种种均给男性医务工作者加上了沉重的心理负担,从而诱发其职业倦怠的发生和发生。

为了考察不同婚姻状况的医疗机构从业者职业倦怠的严重程度:将受试

人员分为 3 种婚姻状态,即未婚、已婚和离异三类,不同婚姻状况医疗机构从业者在情感衰竭、低成就感和人格解体 3 个维度均有明显差异。即已婚的医务人员的情感衰竭和人格解体的分数显著高于未婚和离异的医疗从业者,而其个人成就的分数则明显比未婚和离异的受试人员高。探究其原因,研究者认为已婚的工作者除了工作压力之外,还需要承担家庭婚姻生活和养育子女的压力,较之未婚或者离异的工作者,其压力明显沉重,造成职业倦怠也就不足为奇了。

为了考察不同婚姻状况的医疗机构从业者职业倦怠的严重程度,将受试人员分为 4 个学历层次,即大专及以下、本科、硕士、博士及以上,经过调查得知,学历层次对医疗机构从业者的职业倦怠 3 个维度均有影响,其中大专及以下的医务人员和博士以及以上学历者的职业倦怠程度明显高于本科和硕士组,尤以情感衰竭和人格解体两个维度为重。有意思的是,大专及以下的医务人员和博士以及以上学历者的个人成就感也低于另外两组受试人员。这一调查结果提示,由于本调查均在天津市三级甲等医疗机构中进行,接受调查的受试者的教育程度多半偏高,故而学历较低的受试者的工作压力较大、薪酬收入较低、晋升极其困难,故此该组别的受试者的职业倦怠程度自然较严重。而获得博士时乃至博士后等高学历的医疗从业者,其多半对工作和前途充满高度期望和较高要求,如果得不到自身期望的回报,其往往迅速发生心理失衡,并常常诱发较严重的职业倦怠。

职称对医务工作者职业倦怠的影响:为了考察不同职称者的医疗机构从业者职业倦怠的严重程度,将受试人员分为 4 个职称层次,即初级职称、中级职称、副高级职称和正高级职称四组。经过调研可知,副高级职称的医疗从业人员情感衰竭程度最为严重,中级职称的受试人员的情感衰竭程度也较重,而初级职称和高级职称者的情感衰竭程度明显较轻。同样,副高级职称和中级职称在人格解体的维度比另外两个职称层次的受试者较严重,但无统计学意义。此外,个人成就感明显随受试者职称的提高而增强。这一调研结果提示,技术职称是医疗从业者非常看重的追求,对其职业倦怠与否有一定影响(如情感衰竭);但同时技术职称对医疗职业者的人格解体和低成就感的影响在统计学上没有差异,说明职称在影响医务人员职业倦怠的诸因素中并不居于重要地位。

年资对医务工作者职业倦怠的影响:为了考察不同年资者的医疗机构从业

者职业倦怠的严重程度,将受试人员分为4个年资层次,即10年及以下、11~20年、21~30年和31年及以上。经过调查研究和数据分析可见,随着医务人员工作年限的增长,其情感衰竭和人格解体两个维度的职业倦怠表现越来越严重,其差异有统计学意义;其个人成就感随受试者工作年限的增长亦增强,工作年资越高则其成就感越强。本调研还发现,受试者的年资超过30年之后,其情感衰竭和人格解体的程度迅速降低,而成就感明显增强。分析这一现象的深层原因,其可能和医务工作者的职业发展轨迹有关,即年资低者压力低而成就感也低,在年资逐步增加的过程中,压力也与日俱增,其职业倦怠也就越来越严重,而一旦年资达到一个很高的年限,则各种压力则明显会减缓,职业倦怠自然也就徒然趋缓。

收入对医务工作者职业倦怠的影响:为了考察不同收入层次者的医疗机构从业者职业倦怠的严重程度,将受试人员分为4个收入层次,即2000~3000元者、3000~5000元者、5000~10 000元者、10 000~20 000元者。经由调查分析可知,随着医务人员收入的增长,其情感衰竭和人格解体两个维度的职业倦怠表现越来越轻微;其个人成就感随受试者收入的增长增强,工作收入越高则其成就感越强。该调查研究的结果提示,高收入的医务工作者的压力比较轻,究其原因可能与高收入带来的物质满足感有关,即物质上的满足可能带来一定的事业成功感,从而对抗医疗工作带来的多重压力。工作性质对医务工作者职业倦怠的影响,为了考察不同工作性质者的医疗机构从业者职业倦怠的严重程度,将受试人员分为两个工作性质组别,即在编员工和人事代理。经由调研分析可知,在编员工较之人事代理性质的医务人员,其情感衰竭和人格解体两个维度的职业倦怠表现较轻微。此外,在编员工的个人成就感比人事代理的工作人员明显较强,其差异有统计学意义。研究者探究其原因,工作性质为人事代理的医务人员,其工作安定程度比较差,工作的内容往往比较繁杂,工作近期和长期目标均不明确,而且其工作多在在编员工的指导下进行,其工作自主性较差,诸多原因造成其职业倦怠现象容易出现和发展。

工作岗位对医务工作者职业倦怠的影响:为了考察不同工作岗位者的医疗机构从业者职业倦怠的严重程度,将受试人员分为两个工作岗位组别,即临床医生、护士和医技人员。经由调研分析可知,医技人员较之临床医生的情感衰竭和人格解体两个维度的职业倦怠表现较轻,护士较之临床医生的情感衰竭和人格解体两个维度程度亦较轻。此外,临床医生和医技工作者的个人成就感比从事护理工作的工作人员个人成就感较强。研究者分析产生这一现象的原因是临床科室的医生面对的执业风险远大于护士和医技科室的工作人员，在目前极其严峻的医患关系的巨大压力之下产生职业倦怠的可能性明显加大。护士在临床治疗中担负的责任较之医生为轻，虽然工作压力同样繁重，但其工作倦怠的发生率和程度较轻的现象很好理解。医技科室不直接面对病患，担负的责任也比临床医生轻，其职业倦怠的发生和发展比较缓慢、程度也较轻微。

工作科室对医务工作者职业倦怠的影响：为了考察不同工作科室者的医疗机构从业者职业倦怠的严重程度，本次调研将受试人员分为内科、外科、门急诊和手术室或医技科室，一共四个组别。此次调查研究的数据显示，科室间不同分工亦是影响医疗从业者职业倦怠的因素，不同科室职业倦怠的情感衰竭和低成就感维度上相比存在非常显著的差异。门急诊医务人员的情感衰竭和人格解体程度显著高于其他的科室，而内外科医务人员的情感衰竭又明显高于手术室和医技科室的工作人员。研究者深入探究其原因发现，门急诊的医务人员直接面对民众，工作繁重且节奏紧张；而医技科室的工作人员承担的风险比较低，其工作环境较为封闭，其工作节奏有一定自主性，故而其情感衰竭的程度比较轻。至于人格解体这一维度，各科室间几乎没有无显著的差异，即几乎全部科室的医疗从业者的人格解体现象均十分严重。这一现象与目前严峻的医患关系紧张和频繁的医疗纠纷频繁这一严酷的医疗执业环境，以及异常激烈的职称晋升环境均有密切关系，这些因素也成为医务人员人格解体的根本痼疾。低成就感方面，外科工作人员的成就感在所有受试者中最高，然而医技科室工作人员的个人成就感是最低的。这是因为外科的急性疾病比较多，其治疗的效果往往比其他科室的疾病显著，因此外科工作人员的个人成就感较高。但是，手术室工作人员和医技科室的工作人员，其工作往往不为患者所知，也即远离社会认可和社会评价，从而较难获得个人的事业成就感。

工作地点对医务工作者职业倦怠的影响：为了考察不同工作地点的医疗机构从业者职业倦怠的严重程度，将受试人员分为 2 个工作地点组别，即出生地与工作城市是同一城市者 353 人；出生地与工作城市不是同一城市者 111 人。经由统计学数据分析可见，出生地与工作城市不是同一城市者的情感衰竭、人格解体和低成就感全部 3 个维度的职业倦怠表现均比出生地与工作城市是同一城市者为严重。这一现象说明，工作者远离原来居住地工作很可能会增加工作中的心理负担，同时这样的工作者也缺少纾解心理压力的途径，往往一旦发生职业倦怠等心理问题,常常会进行性加重,其职业倦怠的严重度自然较本地生活和工作的医务人员为重。

总而言之,职业倦怠是一个在空间上呈现三维立体的多侧面的心理结构,即各维度均处于职业倦怠的不同平面,即这3个维度存在一定的非同质性。故而,对于参加调研的受试者的情感衰竭、人格解体和低成就感者3个维度的得分情况需要综合在一起进行考量,就是要从三维的立体角度进行全面的评估,才能获得比较准确的结论,而由此推导出的对策和措施才能具有较强的针对性和良好的防治效果。

第十节　人力资源视角下减少职业倦怠的政策建议

"医疗从业者的职业健康关系医疗质量、民众生命和社会和谐,需要予以重视。"根据本调查研究的结果,天津市三级甲等医疗机构的医疗从业者,其职业倦怠的情况比较严重,虽然目前还处于可控的范围之内,然而已经到了必须采取相应措施阻止倦怠程度进一步加重的关键时刻。根据实证调研,针对诸关键性因素的深入分析,本研究力图从医疗机构人力资源管理者的视度出发提出防治医务人员职业倦怠的针对性对策和措施,以通过多方努力,降低医疗从业者的倦怠感,增强群体士气、改善医疗质量并提高工作效率。

本调研表明,多数医疗从业者感觉情感衰竭、人格解体,并且从医疗工作中得不到任何成就感。所以,医疗从业者的工作设计必然存在着比较严重的问题,人力资源管理者应该重新认识解决界定医疗从业者的工作性质。

一、医务工作者职业倦怠的一般特点

医疗从业者的工作具有创造性、滞后性和广延性等特点,明确医疗从业者的这些工作特点是进一步完善医院管理的必然措施。

创造性方面,医疗工作面对的工作对象是患者,由于医学科学发展的局限,目前人类对于自身机体的了解还非常模糊和局限,这就要求医务人员在诊治疾病过程中创造性地使用自身掌握的医学知识,并且结合每个患者不同的病情,在自身长期经验教训的引导下,创造性地综合诸多信息得出患者的可能诊断,这一过程充满挑战,要求当事的医务工作者付出极强的创造性思维。

滞后性方面,无论医疗从业者具有多么高超的医术、付出多么艰巨的努力、所耗费多么大的精力,医疗工作的成果很多时候不能够立即呈现,或者根本就不能呈现,甚至呈现的是失败的结果,这样极有可能降低医疗从业者的个人成就感。

广延性方面,指的是医疗从业者需要终身学习,需要利用很多业余时间对自身的医学知识进行升级,而且医务人员的科研工作,例如科学基金项目和专业论文的撰写和申报很多时候是在业余时间实施和完成,如此一来医务工作者的工作经常延伸到其业余生活之中,容易干扰其工作和生活的界限,造就职业倦怠的发生。

混合性方面,指医务工作者的工作同时要求付出脑力劳动和体力劳动,两者往往需要同时使用,而且都同样繁重不堪,极大加重医务人员发生职业倦怠的危险度。

总而言之,医疗从业者工作的特殊性决定了其工作注定是复杂而繁重的,其工作的紧张程度是其他行业所不及的,超负荷的工作是医疗从业者身心疲惫继而发生职业倦怠的根源。

二、明确医疗从业者的工作

应该在医疗工作的设置中尽可能地增加医疗从业者的工作自主性,这一措施更多应针对具有一定技术实力和经验的医务人员,也即对于年富力强的医疗技术骨干,应该在有把握的前提下予以更多的工作自主性。例如,有的医院在医疗工作设置和医疗人力资源使用上采用以"医疗小组制负责制"代替原来实行多年的"科室负责制"。"医疗小组制负责制"对专业的划分更加清楚和细致,术业有专攻,这样医疗从业者面对的病情会比较单一,其工作内容难度会降低。此外,"医疗小组制负责制"允许各个医疗小组更加灵活地安排本小组的工作内容,甚至安排具有本小组特色的工作时间和工作程序。如此,可以极大地调动医务从业者的工作自主性和工作积极性,有利于防止职业倦怠的发生和发展。

简化工作内容,优化工作程序。研究者发现,很多医疗机构的工作内容驳杂、工作程序繁琐,一定程度上无必要地加重了医务人员的工作强度,使其多发怨言,甚至发生职业倦怠。例如,多家医院虽然担负教学医院的工作,却从不设定具体的带教老师,往往是随手制订。这样不但影响了临床教学的质量,也给工作人员在带教和工作间发生两难抉择、工作低效。医疗机构的人力资源的安排使用应该明确而细致,各守其职、各尽其责,这样才能最大程度提高工作效率,减少职业倦怠的发生。此外,研究者还发现不少医院的工作安排适当,如早晨交班的时候进行一天的业务学习,而且常常拖到患者塞满诊室之时才结束长达一个小时的早教班开始一天的工作。这样虽然表面上重视了业务学习,但却无形中增加了工作的紧张程度,不但使医务人员无必要地耗费最佳的精力,也给医务工作造成隐患。研究者还发现,医疗机构内部各个工作环节经常脱节,造成人力资源极大的浪费。例如,手术室中患者在完成手术前准备的一两个小时之后才开始手术,甚至出现整个治疗团队等待某一个成员的案例。医院的管理者应精心安排医疗工作的每一个细小的环节,使医疗工作环环相扣、高效高速运转,这样才能最大程度缓解目前医疗人力资源不足的困境,也降低医务工作者的工作强度和职业倦怠的发生率。

医学知识和医疗技术进步神速,医疗职业是一个需要终身学习和不断提高的职业,所以众多医务工作者需要在工作之后不断进行充电学习,以维持和更新自身的知识和技术。目前,医务人员工作繁忙,在应付医疗、科研、带教以及家庭诸多事务之余,利用已经少之又少的业余时间进行业务提高和充电。需要特别指出的是,这种学习往往是该医务工作者不得不为之的事务,因为只有及时更新其自身的医学知识和技能,其才能称职地应对工作和科研的要求。在这样需要学习但却没有充足时间学习的困境之中,医疗机构往往提供的支持比较少,而更多的是漠视员工的这一困难,相反却不断在诸如晋升、竞聘等涉及员工切身利益的事务中必要地加重诸如发表文章数目以及申请到多少科学基金等等硬性条件,而对于医务人员临床诊病的技能上的进步和在临床诊治科学上的发现视而不见,或者放置于极为次要的位置。医疗机构这一指导性的规定使得很多临床技能超群而科研能力较弱的医务人员十分苦恼,很多医疗从业者无奈地感叹职称晋升与临床诊治脱节严重,这一压力往往导致职业倦怠的发生和发展。有鉴于此,医疗机构应该调整医务人员工作后培训体系,使其立足于开发和管理医疗从业者的职业生涯。

一、重置职业培训的实施形式

医疗从业者在职培训的管理部门应探索更为高效的培训策略,包括按时提供给医疗从业者与其密切相关的技能培训信息(包括离岗培训和在岗培训),应通过有计划、有针对性的岗位培训,高效地提高医务人员的技能以及其需要的科研和教学能力。

职业培训应该有计划和针对性以人为本地构建医务工作者的职业生涯:职业生涯是员工一生的工作经历所包含的全部行为和活动。职业生涯规划是员工与机构共同制订、基于机构和个人需要的员工自身发展目标和发展道路。职业生涯的规划包括:岗位的选择、目标的确定(包括人生目标、长期目标以及短期目标)、路径的设计,以及配套的发展战略和发展策略。人资资源管理者应该建立统一的培训体制,使得医务人员的培训更加有针对性。这里的针对性是指针对某一个医务人员,要根据他的条件以及自己的意愿,构建适合于他的职业生涯,进而将这一规划纳入整个机构的培训计划之中;而不是耗费大量时间无针对性地漫无目的去完成培训这一工作。

职业培训应该是高效且低损耗的愉悦过程。信息时代的医学知识更新十分频繁,的确应该保证医疗从业者的不断提高和更新自身的知识层次和完善知识结构,从而使医疗从业者的知识和技能紧跟本学科前沿,保证其顺利开展临床诊治和科研教学。研究者认为,医学工作者知识技能的提高应该是一个贯穿终生的持之以恒的过程,应该与其职业生涯相始终,这样才能很好地适应医学知识不断更新这一要求,而不是硬性划定某一阶段的一个很长的时期去集中补充知识和技能。如能构建一个恰当的机制,将医学执业者工作后长达数年的集中学习分散至执业生涯的每一年,应该会受到更为高效的学习和提高效果,而且这种技能提高和知识更新可以贯穿该医务人员毕生的执业生涯,真正做到医学工作者需要做到的活到老学到老,使其专业学时永远与时俱进,即最佳的培训机制应该是一个终身学习体制。

二、重视开发医生自身的职业生涯管理

医疗机构应该在人力资源政策中重视开发医生自身的职业生涯管理,医疗从业者的职业生涯的发展是一个漫长而动态的长期历程。从医疗从业者的职业生涯的演进来看,医疗从业者的专业化医疗从业者必须达到的基本标准,是一个静态基点。该基点会随着医学科学的发展而不断提高,然而对于医疗从业群体而言,这一客观要求是被动存在的,而医疗从业者自身的专业发展是主动和动态的长期成长过程,相伴医疗从业者职业生涯的始终,其无固定标准、亦无静止之时。从医疗从业者职业生涯的具体管理角度看,这一专业化的主要转折发展多半归结于医疗机构对医疗从业者自身职业生涯的管理。医疗机构在构建本机构的人力资源计划之时,应该结合本单位具体的医疗从业者自身的职业生涯构思,建立一套即适合整个机构的方案又考虑到具体工作人员自身职业规划的

管理制度,从而在推进医疗从业者职业生涯成长的同时,也自然而然地推动整个机构的人力资源构思。例如,医疗机构人力资源管理部门应该要让本机构的医疗从业者充分知晓本机构对每个医疗从业者的期望和要求,并根据具体医疗从业者自身的工作呈现和职业生涯构想确定医疗从业者职业发展的需求和目标,进而为其提供恰当的培训和发展机会,最终提高医疗从业者的知识素质和技术能力,降低医疗从业者发生职业倦怠的可能性。

三、选才用人方面应合理运用人才测评技术

医务界应该恰如其分地看待医疗从业者的学历层次对于临床诊疗的意义。学业有所长、术业有专攻,一位医学研究者著述等身不一定临床技能超群;而一个临床经验丰富的良医不一定善于将自己的经验提炼为科研成果。医学发展需要医疗、科研和教学的全才,但全才的确不多见,更多的是在某一方面技艺超群,而其他方面比较平庸的人才。如果,医务工作者不能因为自己的在工作上特长而人尽其才、安心工作,一则影响工作的顺利进行,二则极容易造成医务人员的职业倦怠。所以,医疗机构的人力资源政策的策划者应该立足于对医务工作者全部才能的立体评价的基础之上,知其人、善其任。这里提到的立体评价即指在诸如职称晋升和评优、评奖等关乎医务人员职业生涯的关键事件中,应着眼于更好地开展医疗、科研和教学诸任务的出发点,这是最适当的出发点,也是人才政策唯一应该立足的出发点。适当的人才测评技术从来都不是求全责备,要求医术精湛的同时还能够在科研上独树一帜,既能醉心于救死扶伤、又能著书立说成一方之家。人才测评技术是发现医务人员的长处,善加培养和利用。如此,既能发现人才,又能避免求全责备造成的不必要的压力,减少因此而发生的医务工作者职业倦怠。否则,语文满分而数学十四分的钱钟书和数学零分的朱自清就永远不可能进入清华大学,而中国也就会少了两位文学大师。

四、营造和谐合理的人力资源管理模式

行之有效的人才激励机制是调动工作人员的积极性并且增强团队凝聚力的良方。为数不少的医疗从业者认为工作付出和所得不成比例,认为自身不为医院所不重视,认为工作时候的人际关系极不和谐等。如此种种均说明医疗机构需要为医疗从业者提供一个宽松的工作环境,并且从去一种合理的激励机制,要求该机制能够创造和谐的工作环境,从而防治职业倦怠发生和发展。

(一)合理的工资福利

我国医疗从业者的工资收入较之平均水平还是较高的,但社会往往忽略了我国医务从业人员的特殊之处,即超长期限的学习过程。就中心城市三级甲等医疗机构的普通医生而言,其大多数具有硕士以上学历,大多数医学生本科阶段的学士时间为5年,即比其他专业学生多花费一年的学习时间。目前教育部和卫生部的指导政策是本科毕业的医学生不能直接报考临床性质的硕士研究生,而必须先工作取得执业医师资格之后才能进行临床医学硕士阶段的学习。硕士毕业的医学生大多数情况已经处于26岁至28岁的年龄,他们找到职位后往往还需要经过2~3年(各省政策不同)的规范化培训才能到属于自己的工作岗位开始工作。人们常常忽略医学从业者,尤其是三级甲等医院的医学从业者在开始生活之前付出的漫长学习时间。如此分析之后,研究者可能对看起来平均收入尚可的医务人员为何对自身收入仍然不满的原因有些了解了。医务工作是特殊的,一举一动关乎性命,故而医疗从业者上岗前的漫长培训是非常必要的,但是其工作的特殊性质决定了其往往由一定理由要求与其为了能胜任工作而消耗的大量时间和学习费用。中国医务人员的成长和成熟所需要的时间近年来逐步攀高,目前与欧美主要国家已经很接近,但医务人员入岗门槛增高之后,医务人员的经济地位没有相应改善,引发医务人员的焦虑,当期望和现实发生巨大落差时,职业倦怠即会出现。虽然医疗从业者工资水平,由于多种原因无法明显提升的情况下,医院可以合乎国家政策法规的前提下适当提高员工的福利水平。此外,应该恰当提高报酬相对低的部分科室岗位医务人员的薪酬待遇,以增加其归属感和共走热情。最后,医疗机构应该按照尽可能的合理的激励机制和薪酬制度促进医院各个岗位工作人员产生公平感,进而控制职业倦怠的发生和发展。

(二)和谐的心理契约

心理契约必须建立在科学的员工职业生涯管理的基础之上。马克思和恩格斯认为:"人所奋斗的一切,无不与他的利益有关"。随着知识经济的发展,医疗机构的人力资源管理者需要维持以人为本的工作氛围,从而柔性化管理本机构的心理契约,这样往往能事半功倍。这是因为,知识经济造成劳资双方彼此的关系发生变化,强制命令愈来愈难以奏效,管理者的权威的维系愈来愈不能仅仅凭借权力,组织和员工之间的契约关系逐渐转化为盟约关系。这时候的人力资源管理,从本质上讲已经成为以人为核心的柔性管理模式,即使用柔性方式管理并开发本机构的人力资源。

(三)民主的管理体系

摆脱约束和束缚,追求自由是人类的本性,而建立制度是给自由以一定限制,从而明确工作方向、提高工作效率。但是,良好的恰当的制度是建立在适度的基准的,只有平衡自由和限制才能激发员工的创造性。根据医疗从业者群体的特殊性,医院人力资源管理层应该在规范制度建设过程中加强对医疗从业者进行人文关怀的力度,表达对其的尊重,并且多多通过民主沟通和对话商讨医务工作者的切身利益问题,力图营造和谐和舒畅的感情纽带,即加强对医疗从业者的人性化的管理。研究者认为,仿照清华大学教授会的形式组建医疗机构的高级医师联席会议等形式的民主论坛同时也减少其职业倦怠的发生或者延缓职业倦怠程度的加重。

(四)积极的医院文化

一支军队的灵魂在于其领导者构建起来的精气神,即现在所常称的一个集体表现出来的气质,也即企业文化。一个医院也是一个构成复杂的超级团队,需要正向的气质,就是能够引领整个医疗机构全体工作人员奋发向上的精气神。我们的医院很多都有极其优良的传统,甚至有的医院就是曾经从硝烟中走出来的军队医院改制后归入地方医疗建制。良好医院文化的建立是当前克服医务人员愈来愈严重的职业倦怠的良方。研究者认为,医院文化可以通过温习医院革命传统、通过院徽、院歌、院训的确立等一步步发扬,从而引导员工做豁达乐观、阳光开朗、积极上进、充满工作激情和生命活力的医务工作者。

(五)良好的组织气候

组织气候(Organization Climate),亦称组织气氛,是医疗机构内部的群体气氛,包括领导方式和人际关系和工作作风等,是医疗机构内部的人文环境,即人力资源管理的软环境。如果医疗机构的组织气候和谐并且良好,可以激发该机构工作人的积极的工作动机。人力资源管理者应该努力将构建充满创造性和激励性的组织气候,具体而言即开放式进行沟通、发扬团队精神、为员工创造独立可以工作的条件、设置具有一定弹性的工作规范和操作性强的工作计划、精心设计工作内容和工作程序,从而使员工感觉工作充满成就感。

五、建立舒缓压力的长效机制

一方面,合理安排工作,适当降低工作强度,储备充足人才:一则合理安排医疗从业者的工作内容、组成和程序;二则在医疗机构扩容之前即做好储备人才、储备人力资源的准备,充实医疗机构人力。如此,在一段时间内减轻人均工作量,降低因工作负荷给医疗从业者带来的职业倦怠,亦可为医疗机构的进一步发展准备充足的后备力量。

另一方面,建立心理疏导支撑机制:长期处于职业倦怠的状况中,情感衰竭、人格解体和低成就感得不到有效纠正,必将影响该医务人员的其他职业倦怠维度。因此帮助处于职业倦怠发展阶段的医疗从业者非常必要。而其中最重要的举措就是利用医疗机构的便利条件,借助心理治疗的专业的手段,依靠医疗机构本身拥存在的心理咨询人员的优势,于医疗机构固定场所开设心理咨询站,由心理咨询师为具存在职业倦怠者提供专业的意见和建议。如指导受助者采取适当的问题应付方法解决面临的医患问题,指导医疗从业者通过存在效的活动转移个人对工作压力的关注,缓解负面情绪和不良身心反应。

(吴小明 吴 华 蔡 晗)

结　语

本研究发现天津市三级甲等医疗机构的工作人员存在比较严重的职业倦怠,情感衰竭、人格解体和低成就感降低均是医务工作者职业倦怠的表现维度。医疗机构的人资源管理部门应该通过科学界定医疗从业者的工作性质、培训开发方面应注重医疗从业者职业生涯的开发和管理、选才用人方面应合理运用人才测评技术、营造和谐合理的人力资源管理模式、建立舒缓压力的长效机制来预防和缓解医务工作者的职业倦怠。

研究的展望方面,根据初步调查的结果筛选出重度倦怠的参加调查者进行面对面访谈,深入探讨诱发职业倦怠的原因,并研究采取的缓解职业倦怠的正确措施和合理改革。根据初步调查的结果筛选出重度倦怠的参加调查者进行面对面访谈,本研究开展了个人访谈和集体座谈,以深入解释统计结果并探寻造成医疗从业者较严重职业倦怠的深层原因,吸取访谈者的心声和建议,以利于站在医疗机构人力资源管理者的角度提出针对职业倦怠的解决措施和相应制度改革方案。首先通过阅读调查问卷和录入统计步骤筛选出职业倦怠程度为重度的医务工作者,从中随机抽取部分人员进行面对面的谈话。访谈的人数控制在 20 人到 30 人之间,访谈组织者为调研主持者(研究生本人),组织者自任记录员,访谈时间选在周末,访谈地点选在医院附近的咖啡厅,访谈内容为造成受试者严重职业倦怠的诱因、后果和访谈参与者的建议。集体座谈:通过个人访谈的筛选出最典型的 4 个职业倦怠严重者,邀请其共同开展一个气氛轻松愉快的座谈会,组织者(研究生本人)自任主持人和记录员,访谈时间 60 分钟,由组织者引导参与者就医疗从业者严重的职业倦怠进行畅所欲言的座谈并且允许适当争论和交换意见。

医务人员职业倦怠的多视角多手段的拓展性研究。随着职业倦怠测量技术的发展,从多个角度探讨职业倦怠各与如工作绩效和人才流失间关系的研究也将提上日程。此外高级的统计学数据分析方法如结构方程模型和多层线性模型等将应用到未来的调查研究中。

附录:职业倦怠调查问卷

根据近三个月的工作情况和健康状况,请您从本表各选项中选出一项最佳选择,您的回答将为今后改善您的工作条件,促进身体健康提供存在益的参考,请认真回答每一个问题。

* 本表填写的信息,仅用于职业健康服务的目的。

一、一般情况(若您方便的话请如实填写,请于对应的□下划√)。

1.您的年龄:□A 20–30 岁　　　□B 31–40 岁
　　　　　　□C 41–50 岁　　　□D 51 岁及以上

2.您的性别:□A 男　　　　　　□B 女

3.婚姻状况:□A 已婚　　　　　□B 未婚　　　　　□C 离异

4.文化程度:□A 专科　　　　　□B 本科　　　　　□C 硕士
　　　　　　□D 博士　　　　　□E 博士后

5.您的职称:□A 初级职称　　　□B 中级职称
　　　　　　□C 副高级职称　　□D 高级职称

6.工作年限:□A 5 年及以下　　□B 6–10 年
　　　　　　□C 11–20 年　　　□D 21 年及以上

7.您月收入:□A 2000–3000 元　□B 3000–5000 元
　　　　　　□C 5000–10000 元　□D 10000–20000 元

8.工作性质:□A 在编员工　　　□B 人事代理

9.工作岗位:□A 医务工作者　　□B 护士　　□C 医技

10.工作科室:□A 内科　　　　　□B 外科　　□C 门急诊
　　　　　　　□D 手术室或医技科室

11.您的出生地与工作城市是否为同一城市:□A 是　　　□B 不是

二、具体呈现(请您根据自身的感受和体会,判断它们在您所属的单位或者您身上发生的频率,并于合适的数字上划√)。

(一)情感衰竭现象(该维度的得分=所存在题目的得分相加/5)

项目	从不	极少 一年几次 或更少	偶尔 一个月一次 或者更少	经常 一个月 几次	频繁 每星期 一次	非常频繁 一星期 几次	每天
1.工作让我感觉身心俱惫。	0	1	2	3	4	5	6
2. 下班的时候我感觉精疲力竭。	0	1	2	3	4	5	6
3. 早晨起床不得不去面对一天的工作时，我感觉非常累。	0	1	2	3	4	5	6
4. 整天工作对我来说确实压力很大。	0	1	2	3	4	5	6
5. 工作让我存在快要崩溃的感觉。	0	1	2	3	4	5	6

(二)成就感低落现象(该维度的得分=所存在题目的得分相加/6,以下 6 个题目反向计分)

项目	从不	极少 一年几次 或更少	偶尔 一个月一次 或者更少	经常 一个月 几次	频繁 每星期 一次	非常频繁 一星期 几次	每天
我能冷静、存在效地解决工作中出现的问题。	0	1	2	3	4	5	6
我觉得我于为医疗机构作存在用的贡献。	0	1	2	3	4	5	6
于我看来，我擅长于目前从事的工作。	0	1	2	3	4	5	6
当完成工作上的一些事情时,我感到非常高兴。	0	1	2	3	4	5	6
我存在自身的理想与工作目标，并完成了许多自认为存在价值的工作。	0	1	2	3	4	5	6
我自信自身能存在效地完成各项工作。	0	1	2	3	4	5	6

(三)去人格化现象(该维度的得分=所存在题目的得分相加/6)

项目	从不	极少 一年几次 或更少	偶尔 一个月一次 或者更少	经常 一个月 几次	频繁 每星期 一次	非常频繁 一星期 几次	每天
自从开始干这份工作,我 对工作愈来愈不感兴趣。	0	1	2	3	4	5	6
我对工作不像以前那样 热心了。	0	1	2	3	4	5	6
我怀疑自身所做工作的 意义。	0	1	2	3	4	5	6
我对自身所做工作是否 存在贡献愈来愈不关心。	0	1	2	3	4	5	6
于单位我只关心自身的工 作,对周围事物漠不关心。	0	1	2	3	4	5	6
我想休息一阵子或调离 现于的工作岗位。	0	1	2	3	4	5	6

参考文献

1.著作类

[1] 王移兰.劳动卫生学(第 3 版).北京:人民卫生出版社,1993. P51–66.

[2] 周谦.心理科学方法学.北京:中国科学技术出版社,2001. P21–35.

[3] 水发.管人攻心术.北京:中国商业出版社,2011. P85–96.

[4] 王林雪.人力资源管理概论.西安:西安交通大学出版社,2011. P28–40.

[5] [美]克里斯蒂娜·马斯拉奇(Christina Maslach),[加] 迈克尔·P. 雷特尔
(Michael P.Leiter).过劳的真相:击败企业过劳.逸文,北京:中国财政经济出版
社,2004. P61–80.

[6] [美]施恩(Edgar H. Schein).职业的有效管理.仇海清,北京:生活、读书、
新知三联书店,1992. P90–105.

2.论文类

[1] Savino E, Iannelli S, Forcella L, et al.Muscoloskeletal disorders and oc-
cupational stress of violinists.J Biol Regul Homeost Agents, 2013, 27 (3):853–
859.

[2] Mandiracioglu A, Cam O.Violence exposure and burn–out among Turkish
nursing home staff .Occup Med (Lond), 2006, 56(7):501–503.

[3] Tomei G, Casale T, Tomei F, et al.Alienation to burn–out. Psyche and
the Universe of Technology.G Ital Med Lav Ergon, 2012, 34(4):400–409.

[4] 陈惠清,丘创逸.职业紧张及其对健康影响的研究.国际医药卫生导报,
2010, 16(18):2308–2313.

[5] 杜向阳,邵晶.某区医师工作能力指数与职业紧张程度调查.上海预防医
学, 2009, 21(2):61–62.

[6] 李树林,刘继文,连玉龙等.医疗卫生技术人员职业紧张水平及影响因素
的研究 .新疆医学,2011, 41(7):17–20.

[7] 赵玉芳，张庆林.医生职业倦怠研究.心理科学,2004, 27（5）：1137-1138.

[8] Zhou H, Gong YH.Relationship between occupational stress and coping strategy among operating theatre nurses in China：a questionnaire survey.J Nurs Manag, 2013, doi：10.1111/jonm.12094.

[9] 杨程甲,许明智.企业员工的工作倦怠与功能性躯体不适.中国心理卫生杂志,2011, 25(10):783-787.

[10] 王振东,尹文强,任绪功等.医生工作倦怠与工作满意度和稳定性的关系研究.中国医院管理,2009, 29(8):31-33.

[11] Knudsen HK, Roman PM, Abraham AJ.Quality of clinical supervision and counselor emotional exhaustion：the potential mediating roles of organizational and occupational commitment.J Subst Abuse Treat, 2013, 44(5). 528-533.

[12] Hayes CT, Weathington BL.Optimism, stress, life satisfaction, and job burnout in restaurant managers.J Psychol, 2007, 141(6). 565-579.

[13] De la Fuente Solana EI, Aguayo Extremera R, Vargas Pecino C, et al. Prevalence and risk factors of burnout syndrome among Spanish police officers.Psicothema, 2013, 25(4). 488-493.

[14] 胡丽萍,司继伟,郭红力.付出—回报失衡模型:当前工作倦怠研究的新解释.山东师范大学学报(自然科学版),2010, 25(3):54-56.

[15] 李永鑫，谭亚梅. 医护人员的情绪劳动与工作倦怠及工作满意度的关系.中华护理杂志, 2009, 44(6):506-509.

[16] 方鹏骞,孙杨,陈晶.基于工作-个人匹配理论的临床医生职业耗竭风险因素分析.医学与社会,2008, 21(2):41-43, 47.

[17] Golembiewski RT, Munzenrider RF:Phase of burnout: Development in concepts and application. New York：Praeger, 1988.

[18] 张岩波,刘桂芬,卢莉等.医疗从业人员职业紧张调查质量的信度评价.现代预防医学,2006, 33(7):1061-1062,1067.

[19] 戴俊明,余慧珠,吴建华.简明职业紧张问卷开发与评估模型构建.复旦学报:医学版,2007, 34(5):656-661.

[20] 杨新伟,刘泽军,赵培青.技术人员、科学研究人员职业紧张常模及应用表研制.卫生研究,2006, 35(6):781-784.

[21] Beach SR，Chen DT，Huffman JC，et al.Educational impact of a psychiatric liaison in the medical intensive care unit：effects on attitudes and beliefs of trainees and nurses regarding delirium.Prim Care Companion CNS Disord，2013，15(3). pii：PCC.12m01499.

[22] 黄宝园.工作压力对工作满足、职业倦怠影响之研究：统合分析取向.教育心理学报，2009，40(3):439-462.

[23] 陈虹.酒店员工工作倦怠与社会支持的关系及预防策略.漳州师范学院学报(自然科学版)，2009，66(4):176-180.

[24] 杨辉,罗延清,郭素云.心理契约理论与护理人力资源管理相关性探讨.护理研究,2011，20(12):3108-3111.

[25] Payne SC，Youngcourt SS，Beaubien JM.A meta-analytic examination of the goal orientation nomological net.J Appl Psychol，2007，92(1):128-150.

[26] 徐长江,时勘等.工作倦怠:一个不断扩展的研究领域.心理科学进展，2003，11(6)：680-685.

[27] Hairison WD.Role strain and burnout in child-protective service workers. Soc Serv Rev，1980，54(1):31-44.

[28] 赵菲,邓雪萍，陈晶.护理人员工作倦怠现状及其与完美主义的关系.护理学杂志(综合版),2008,23(23):55-57.

[29] Maslach C，Schaufeli WB，Leiter MP. Job burnout .Annu Rev Psychol，2001,52:397-422.

[30] Leiter MP，Maslach C.Burnout and quality in a sped-up world .The Journal for Quality and Participation,2001,2001,24(2):48-5l.

[31] Morre JE.One road to turnover：An examination of work exhaustion in technology professions .MIS Quarterly,2000,24(1):141-175.

[32] 王婷,高博,刘君等.科技技术人员和新自我评价与工作倦怠、工作投入的接结构方程分析.应用心理学,2009,15(2):148-154.

[33] 王惠,张宁.精神科医生职业倦怠及相关因素分析.中国临床心理学杂志,2009,17(1):112-114.

[34] 黄云,马辉,张宁等.社区医生职业倦怠及其应对方式的相关研究.中华行为医学与脑科学杂志,2011,20(4):348-350.

[35] 刘冠军,麦力克扎提·艾合买提，刘继文等.三级甲等医疗机构临床医

生主观幸福感与职业紧张的关系研究.新疆医学,2012,42(5):130-134.

[36] 姚侃,朱伟.职业紧张对企业医疗机构医务人员的影响.医学与哲学:人文社会医学版,2009,30(3):34-36.

[37] 史广玲,刘夕珍,朱玲.ICU护士职业紧张现状及影响因素调查.中华护理杂志,2012,47(6):537-539.

[38] 刘晖,单永乐,邵华.职业紧张对职业人群健康的影响及其干预.山东医药,2010,50(15):112-113.

[39] 高炜.职业紧张与冠心病的相关性研究现状.北京大学学报:医学版,2007,39(6):559-561.

[40] 苏建萍,韩晓梅,马龙.乌鲁木齐市三级甲等医疗机构外科护士职业紧张与工作倦怠调查.中华护理教育,2012,9(6):268-270.